위암 대장암
완치 생활백서

위암 대장암
완치 생활백서

김충웅 지음

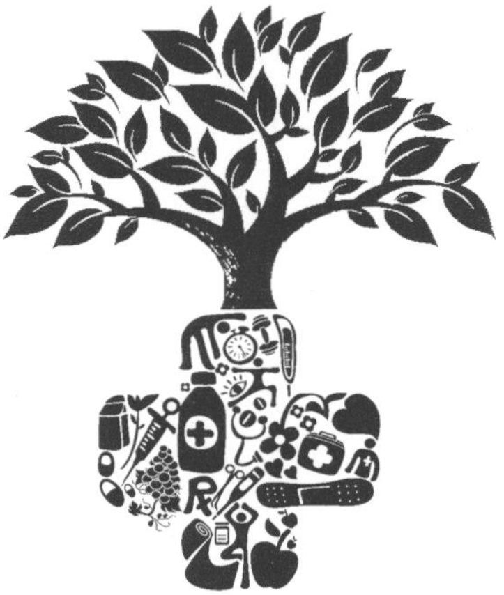

중앙생활사

머리말

두 가지 암과의 투병!

그동안 지나온 여러 해를 회상하면 정말로 불안한 날들이었다. 배가 조금만 아파도, 변 색깔이 조금만 달라도 덜컥 겁이 났다.

'암이 전이된 것은 아닐까.'

이렇게 스스로를 가두고 옭아맨 채 감옥 같은 어두운 삶을 살았다. 그 좋아하던 술·담배·가무도 끊고 일상의 즐거움도 외면한 채 하루하루를 도를 닦는 수도승처럼 지냈다. 내가 지은 죄의 업보라고 생각해 늦게나마 착하게 살려고 몸부림도 쳐봤다. 투병 첫해는 사랑하는 주위 사람들과 보고 싶은 친구들까지 멀리했다.

'왜 내게 이런 일이…….'

이렇게 자신을 원망하고 자학하면서 어리석고 무능한, 부끄러운 자화상을 그려보곤 했다.

그렇지 않아도 마른 몸은 수술 후 더 야위어 몰골이 말이 아니었다. 몸이 허약하다 보니 낭떠러지에서 떨어지는 꿈, 뱀에 쫓기는 꿈 등 악몽을 자주 꾸어 밤이 되면 더욱 힘들었다. 너무도 힘겨웠던 항암치료를 받을 때는, 뜨거운 여름날에도 추워서 두꺼운 이불을 덮을 정도로 오한이 났고, 입맛이 없어 음식 자체를 거의 먹지 못했다.

이렇게 힘들 때마다 머릿속으로 타임머신을 타고 내 젊은 날의 아름다운 추억을 찾아, 저 멀리 과거 여행을 다녀오는 것을 위안으로 삼았다. 그러다가 문득 고 이병철 삼성 창업주의 '메기론'이 생각났다. 미꾸라지를 기르는 논에 미꾸라지의 천적인 메기를 넣으면, 오히려 미꾸라지가 훨씬 통통하게 잘 자란다. 메기를 피해 다니던 미꾸라지의 운동량이 많아지고, 운동량이 늘어남에 따라 먹이활동도 더 많이 하기 때문이다. 이렇듯 메기를 암으로 생각하고 암을 이기면 체질은 더 강화될 수 있을 것이라고 마음을 고쳐 먹었다.

'인생이란 가까이 보면 비극이지만 멀리서 보면 희극'이라는 찰리 채플린의 말처럼 살아가는 것은 고통이지만 멀리 보면 살아 있다는 자체만으로도 행운이요, 행복이다. 생각이 여기까지 미치자, 나는 다시 일어나고 싶었다. 아니 다시 일어서야만 했다.

그렇게 암 환자에겐 참으로 참기 힘든 투병과 극복의 긴 시간, 마의 5년을 오기로 버텼다. 그리고 의사들이 말하는 암 완치인 10년 이상의 긴 세월을 생존해 지금은 아주 행복한 삶을 살고 있다.

프롤로그

"나무는 꽃을 버려야 열매를 맺고, 강물은 강을 버려야 바다에 이르듯이 환자는 욕심을 버리고, 나쁜 습관을 버려야 암을 극복하고 행복 열매를 맺을 수 있다."

21세기가 열렸지만 암은 여전히 인간에게 가장 위협적인 질병으로 남아 있는, 실로 인류 최대의 공적이다. 오늘도, 내일도 계속 새로운 암 환자가 나오고 있다. 통계로 봤을 때, 암으로 진단받은 환자의 절반은 암을 극복한다. 그러나 절반은 암에 굴복하고 결국 세상을 등지고 만다. 이런 현실 속에서 내가 설마 암 환자의 주인공이겠냐고 방심하기에는, 우리 국민 서너 사람 중 한 사람이 암으로 숨질 정도로 그 숫자는 많다. 마음 같아서는 상대하기 싫고 영원히 멀리하고 싶지만 우리에게 너무 가까이 다가와 있는 것이다.

예상하지 못했던 유명인들의 암 소식은 암이 실로 우리에게 가깝게 다가와 있다는 사실을 더 실감하게 한다. SNS에서 소통 잘하기로 유명한 작가 이외수 씨는 위암 수술 후 투병생활을 하고 있다. 또 얼마 전, 60대 초반의 영원한 공주 탤런트 김자옥 씨는 대장암투병 6년 만에, 폐로 전이되어 돌아가셨다. 이렇듯 우리는 유명인들의 안타까운 소식을 방송에서 접하곤 한다.

암은 남녀노소 구분할 것 없이 찾아온다. 밤새 눈이 소리 없이 소복이 쌓이듯 예고도 없이 갑자기 다가와 우리를 당혹스럽게 한다. 병이 발생하는 연령층도 갈수록 낮아져서 20~30대 암 환자들이 늘어나고 있는 추세이다. 암 병동의 암 환자 대기실에 가면 많은 암 환자들 중에, 의외로 많은 숫자의 젊은층이 특히 눈에 띈다. 이처럼 나이가 들어야 병이 찾아온다는 고정관념은 사라진 지 오래다. 누구나 병의 주인공이 될 수 있는 것이다. 한 예로, 어느 한 가정은 식구 네 명 중 막내딸만 빼고 엄마, 아빠, 큰딸이 그것도 3개월 간격으로 암에 걸렸다는 충격적인 신문기사가 난 적이 있다. 또 병원에서 만난 어떤 20대 젊은 아가씨 환자의 어머니는, 딸이 다이어트 한다고 1년간 거의 잘 먹지 않고 끼니를 자몽으로 때웠다고 했다. 그것 때문에 위암에 걸렸다는 어머니의 하소연을 들으면서 젊은이들이 너무 건강에 무신경하지 않나 생각하기도 하였다.

암 병실에 있다 보면 환자들을 방문하는 친구들을 보게 된다. 안

됐다는 위로 차원의 방문도 있지만, 솔직히 병의 상태에 대한 호기심과 자신도 언젠가는 거기에 속할지도 모른다는 두려움으로 정보를 얻기 위해 방문하는 경우도 있다.

TV, 신문, 잡지 등에는 하루걸러 암에 관한 기사와 방송이 나온다. 이제 암에 관련한 소식을 듣는 것은 그리 어렵지 않을 정도로 흔해졌다. KBS 등 방송 3사는 메인 뉴스가 끝나고 시청자들이 채널을 돌리기 시작할 무렵, 거의 하루에 한 꼭지씩 건강 관련 뉴스를 내보내 시청률 반전을 꾀한다. 실제로 시청률 조사를 해보면, 뉴스 시간대에는 시청률이 떨어지다가도 보통 15분이나 25분 사이에 편성된 건강 관련 뉴스가 나오면 다시 시청률이 치솟기 시작한다고 한다. 이렇게 뭇사람들의 주 관심 대상인 건강 관련 뉴스 가운데서도 단연 시청자들의 눈길을 끄는 것은 환자 수가 많은 암 관련 뉴스이다.

그러나 이렇게 방송전파를 타는 것에 비해, 건강한 사람들은 암에 대한 일반 상식을 제대로 잘 모르고 있다. 그러다 보니 주변에서 암으로 쓰러지는 것을 보게 되면, 그것이 마음에 각인 돼 암은 곧 죽음이라는 등식에서 벗어나지 못하게 된다. 한 후배는 "예전에 암에 걸렸었는데 아직도 살았느냐"고 물었을 정도로 암에 대해서 무지함을 보이기도 했다. 이처럼 암에 무관심하다가 일단 병에 걸린 다음에는 사후 약방문이 될 수밖에 없고, 혼돈·방황·자포자기의 늪으로 빠져들게 된다.

사람은 병들기 전이나 암이라는 선고를 받기 전에는, 죽음이라는 인생의 결말을 알고 살면서도 자기를 죽음에서 예외적인 존재로 여긴다. 하지만 일단 병을 피부로 느끼게 되면 현실을 받아들이지 못하고, 지금 겪는 일이 꿈속에서 겪는 것은 아닌가 할 만큼 한참을 당황한다.

'동물의 왕국'과 같은 TV 프로그램을 보면, 아프리카의 탄자니아나 케냐처럼 아득한 지평선과 끝없이 드넓은 대지가 펼쳐진 곳에서 영양 떼 등 온갖 짐승이 무리를 지어 평화롭게 풀을 뜯고 뛰어노는 풍경이 나온다. 이러한 풍경이 일반 평범한 사람들의 생활이다. 그런데 곧이어 맹수가 나타나 무리 가운데 가장 약한 놈을 표적으로 삼아 그 놈만을 온 힘을 다해 쫓기 시작한다. 손에 땀을 쥐는 쫓고 쫓기는 이 긴장된 장면이 현재 암 환자들이 겪는 상황인 것이다. 쫓기는 약한 동물의 마음을 상상해 보면 얼마나 끔찍한 일인지 느낄 수 있다.

재물과 같은 물질은 잃어도 다시 찾아 회복할 수 있다. 그러나 하나뿐인 목숨은, 자칫 잘못해 건강을 잃어버리면 모든 것을 다 잃게 된다. 그러므로 건강만은 잃지 않도록 미리미리 예방해야 한다.

한국보건연구원과 복지부 자료에 의하면 암 환자 중 3%만이 종합검진에서 암에 걸린 사실을 발견하고, 나머지 97%는 자각증상을 느낀 후에 발견한다고 한다. 자각증상을 보인 후 발견하게 되면, 이미 치료시기를 놓친 경우가 많다는 것은 주지의 사실이다. 세계적인 암 전문가들조차도 현재로서는 조기진단만이 암을 정복하는 유일한 길이라 주장한다. 또한 암 치료 분야에서 세계 최고 권위를 자랑하는 미국 텍사스 의대 엠디앤더슨 암 센터(MD Anderson cancer center)의 세계적인 암 전문 연구자인 조널드 데피뇨 원장이 “암은 50% 이상 예방할 수 있는 질병”이라고 말했을 정도로 암은 예방이 중요하다.

일반적인 병을 예로 들자면, 평소 식습관을 고쳐서 예방해야 한다. 콜레스테롤이 많은 기름진 음식을 자주 먹는 식생활 습관은 혈액 중에 콜레스테롤이 높이 나타나는 증세인 고지혈증을 발생시킨다. 또 고지혈증은 이어서 고혈압으로, 고혈압은 결국 뇌출혈로 이어진다. 이렇듯 잘못된 식습관에서 비롯된 가벼운 병은 어느새 큰 병으로 나타나는 것이다. 그러므로 병의 근원부터 찾아 이를 차단하여 질병으로 나아가는 것을 막아야 한다. 이것이 바로 예방인 것이다.

암도 마찬가지다. 나는 두 가지 암을 발병하게 했던 나쁜 생활습관을 현미경 보듯이 찾아 건강한 생활습관으로 바꾸는 등 나만의 모범답안을 마련하고 실천했다. 이를 통해 암이 재발하거나 전이되지 않도록 했고, 더 나아가 예방관리에 힘썼다. 그리고 이런 내용을 토대로 이 책을 썼다.

암은 의술에 의존한 치료, 즉 약만 복용한다고 해서 치료되는 병이 아니라 살아야겠다는 ‘절대적 의지와 신념, 정신력’의 총체적인 오기가 있어야 극복할 수 있는 병이다. 때문에 군에서 정신교육을 담당했던 정훈장교의 경험을 되살려 정신력과 의지의 중요성을 특히 강조해서 엮어봤다.

몇몇 학자들은 암 환자 천 명 중에 한 사람은 저절로 나을 수 있다고 주장한다. 미국의 한 연구기관이 연구한 결과, 그러한 경우의 환자는 어떤 극한 상황이 닥쳐도 포기하지 않고 반드시 나을 것이라는 신념과 강한 의지력을 갖추고 있었다. 신념과 의지를 갖자, 몸의 면역력이 정상적으로 활성화 되었다는 것이다.

일반적으로, 암에 걸리면 보통 사람들보다는 의사들이 더 잘 나을 수 있다고 생각하기 쉽다. 하지만 암에 관한 지식을 많이 아는 것보다 중요한 것은 신념과 의지다. 실제로 일본에서 암 환자를 돌보던 한 의사가 암에 걸렸다. 그러나 그는 어떻게 하면 나을 수 있다는 것을 알면서도, 그 과정이 너무 힘든 것 또한 잘 알기에 모든 것을 포기하고, 살만큼만 편안히 살다 죽겠다고 하였다. 이렇게 신념과 의지력이 없으면 의사, 그 이상 어느 누구라도 절망으로 끝난다. 그러므로 암 환자가 암을 극복하려면 오기의 정신력과 의지를 가져야 한다.

한 예로 전 서울대 병원장 한만청 박사는 해마다 하는 검사에서 의심될 만한 소견이 없다는 판정을 받은 지 4개월 만에, 간에서 무려 14cm가 넘는 악성 종양 덩어리를 발견했다. 암 수술 경험이 많은 의사들조차도 이렇게 큰 것은 보기 드문 경우라며 놀랐다. 간의 3분의 2나 들어내는 큰 수술을 한 이후, 두 달 만에 다시 폐로 전이되었다.

생존율 5% 미만이라는 최악의 상황이었다. 그러나 그는 암을 이겨낼 것이라는 신념과 의지를 가졌기 때문에 기적적으로 살아남았다.

또 한 예는 대통령 주치의까지 지낸 고창순 박사이다. 그는 부인과 연애하던 시절, 대장암 말기로 8개월 시한부 선고를 받았지만 이를 극복하였다. 또 40대에는 십이지장암, 50대에는 간암, 게다가 그 힘든 췌장암까지 걸렸다. 하지만 이를 모두 신념과 의지로 극복해낸 인간 승리의 장본인이다. 다중암인 2차 암 환자들은 이처럼 암을 꿋꿋하게 이겨낸 이들을 지표로 삼으면 큰 힘이 된다. 그래서 많은 사람들이 암투병기를 읽고 암 치유사례 발표 강의를 들으러 오는 것이다.

우리 주변에서 공부 잘하는 사람, 성공하는 사람들을 관찰해보면 그들은 무엇이든지 한번 시작하면 끝장을 보고, 또 참고 견디는 힘이 아주 강하다는 것을 알 수 있다. 사법고시에 합격한 사람들과 대화를 나눠보면 이구동성으로 자기들 인생에서 3년에서 5년은 없었던 시간이라고들 한다. 엉덩이가 짓무를 정도로 공부만 하며 그 젊음과 청춘을 바쳤기 때문에 합격이 가능했던 것이다.

세상사 꼭은 아니더라도 대체로 잃는 게 있으면 얻는 게 있고 얻는 게 있으면 잃는 게 있기 마련이다. 그리고 무언가를 얻으려면 거기에 맞는 대가를 지불하고 무언가를 내려놓아야 비로소 얻을 수 있다. 이처럼 암 환자도 월계관을 쓰려면 거저 얻어지는 것은 없다. 각고의 인내와 의지력, 정신력이 바탕이 되어야 하는 것이다.

암은 모든 사람들이 두려워하는 병이다. 암에 걸리면 고된 투병생활을 해야 하고, 재산을 탕진해도 생존율이 미지수인 경우도 많다는 인식 때문이다. 이것은 실제 암이 가지고 있는 위험보다 두려움이 더 크다는 것을 뜻한다. 암에 대해서 알면 암을 이길 수 있다. 암에 대해서 많은 지식을 가져야 두려움이 사라질 수 있기 때문에, 특히 이런 부분에 신경을 써서 이 책을 엮었다.

이 전에 펴낸《위암 · 대장암을 고친 기적의 건강습관》을 읽은 많은 분들이 투병치유의 교과서 겸 지침서로 많은 도움이 됐지만, 그동안 환자로서 오랜 시간 직접 겪었던 생생한 체험담, 투병기가 없다며 아쉬워했다. 그래서 이번에는 암투병기를 싣기로 했다.

암 환자 130만 명 시대, 한국인 28%가 암으로 세상을 떠나는 현실이다. 나의 암투병기를 통해 오늘 하루 살아있음이, 오늘 하루의 당연한 건강과 무탈함이 얼마나 고마운 것인지, 시한부 암 환자에게 하루하루는 어떤 의미를 갖고, 얼마나 간절한지 알리고 싶다. 또 암을 겪지 않아 암의 고통을 모르는 사람들에게 경각심을 고취시키고, 암을 겪은 사람들에게는 동병상련의 심정으로 위안을 주고 싶다. 이러한 것들을 주안점으로 이 책을 썼다.

끝으로 이렇게 몸이 회복되게끔 이끌어주시고 많은 도움과 조언을 아끼지 않으신 가톨릭대학교 서울성모병원 박조현 · 오승택 교수님에게 감사의 인사를 전하고 싶다. 그리고 책을 내게끔 용기를 북돋아 준 나의 오랜 벗 방희선 변호사, 투병 생활의 힘든 가운데 생사고락을 함께한 백연숙 여사, 그리고 원고정리 등 책이 나오도록 많은 도움과 정성을 아끼지 않은 중앙생활사 관계자분들께 지면을 통해 다시 한 번 고마움과 감사의 마음을 전한다.

눈꽃이 피는 탄금대 호수 근처 산장에서

김 충 웅

차례

PART 2 암 환자에게 꼭 필요한 암 환경 지식

PART 3 암 극복에 큰 도움을 주는 25가지 Tip

PART 4 암 극복에 꼭 필요한 생존 전략 20가지

PART 5 죽음의 문턱에서 깨달은 삶의 의미와 행복

부록

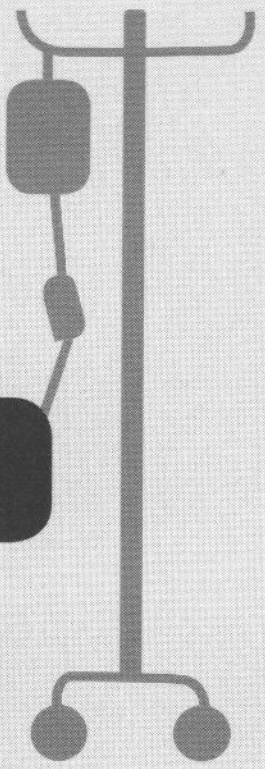

PART 1

시련 연속의 암투병기

첫 번째 시련,
죽을 고비를 넘기다

나는 어려서부터 새로운 것에 호기심이 많아 무언가를 모으는 일, 즉, 수집에 열을 올렸다. 껌 종이, 딱지, 갖가지 구슬 등을 머리가 클 때까지 주워 모아 동네 아이들 사이에서 이 방면에 부자 소리를 듣기도 했다.

수집벽은 성인이 되어서도 없어지지 않아서 한동안 세계 각국의 우표나 동전 수집에 흠뻑 빠졌던 적도 있었다. 또, 결혼 후부터는 자연 그대로의 예쁜 조개에 심취해 주변에서 조금씩 모으기 시작했다. 그러다 무역업을 하게 되면서 해외에 나갈 기회가 많아지자 적극적으로 각종 조개나 산호 등 여러 가지를 수집하게 되었다. 그러던 중에 우연히 화석회에 가입하면서 화석 수집까지 하다 보니 소장품이 늘어났고, 그동안 건강이 나빠져 예정보다 앞당겨 개인박물관을 설립하게 되었다.

서두에 이 이야기를 꺼낸 이유는, 그날도 화석 수집을 하다가 이런 일을 당했기 때문이다.

1999년 6월 12일 토요일.

주말 오후는 취미생활로 보내는데, 이날도 여느 날과 같이 화석 수

집 관계로 시내에서 일을 보고 있었다. 사람을 만나고, 외국에서 들어온 부피 큰 화석을 싣고 와 집으로 옮기고 나니 갑자기 피로가 몰려오며 몸살 기운이 돌았다. 집사람한테 몸살 약으로 아스피린을 달라고 하니 큰 정제 두 알을 주었다. 약 먹기를 싫어하는 나는 어쩔 수 없이 두 알을 삼켰는데, 이것이 내 목숨을 잃게 할 뻔했고, 또한 내 목숨을 구한 꼴이 되었다.

그날 나는 저녁도 거른 채 아스피린을 먹고 잠자리에 들었다. 밤 12시 30분 정도에 배가 아프고 변이 마려워 잠에서 깨어 화장실로 갔다. 그런데 변은 안 나오고 기운이 쑥 빠지며 땀이 비 오듯 쏟아졌다. 그러더니 갑자기 어지럽고 사물이 노랗게 보이며 변기에 앉아 있을 힘도 없어 목욕탕 바닥에 주저앉았다. 이때는 이제는 죽는구나 하는 생각에 집사람을 불러댔던 기억밖에는 없다. 나중에 안 사실이지만 세숫대야에 반이 넘는 양의 피를 토했다고 한다.

집사람이 너무 놀라 주무시는 부모님을 깨우고, 구급차를 부를 겨를도 없이 식구들이 부축해 근처 대학병원으로 갔다. 이 대학병원은 이날따라 응급실이 꽉 차, 병원에 온 여러 대의 구급차를 다른 병원으로 돌려보내고 있었다. 연로하신 어머님이 용기에 담아 갔던 토한 피를 보여주며 우리 아들 좀 살려 달라고 사정하는 바람에 나만 겨우 응급실로 들어갈 수 있었다.

이렇듯 심각한 응급실 적체 현상은 더욱 심화되고 있다. 한국보건

산업진흥원의 조사 결과에 의하면, 응급실에서 사망한 환자 중 절반 정도가 제대로 치료를 받지 못한 채 숨졌다고 한다. 더 큰 문제는, 수많은 환자가 아예 응급실에 들어가지도 못하고 쫓겨나서 거리를 헤매다가 숨지고 있다는 사실이다. 그래서 의대의 한 교수는 첫 강의 때면 꼭 학생들에게 "큰 사고가 나면 무조건 우리 병원으로 가자고 한 다음 의대생이라고 외쳐라. 그렇지 않으면 죽는다"라고 가르칠 정도라고 한다.

나는 평소에 7이나 3 같은 남들이 좋아하는 숫자보다 4를 더 선호한다. 보통 사람들은 4라는 숫자를 기피해, 병원이나 호텔, 아파트 등에서는 4층을 F로 표시하거나 아예 그 숫자를 쓰지 않기도 한다. 다른 사람이라면 응급실에서 숫자 4는 기피 대상이었겠지만, 나에게는 행운의 상징이었다. 응급실에 실려 와서 그 혼미한 상황에서도 내 머리 벽 위에 숫자 4가 흐릿하게 시야에 들어왔다. 나는 미신적인 것을 어느 정도 인정하는 편이라 그 순간 "바로 죽지는 않겠구나" 하고 안도했다. 이처럼 4는 나에게 위로를 주는 숫자였다.

정신이 몽롱한 상태에서 눈꺼풀이 풀린 내 눈을 뒤집어 본 의사들이 급히 수혈을 시켰다. 그리고 이어서 코에 고무호스를 끼우는데 여간 고통스럽지 않았다. 피가 어디서 나오는지 검사하려면 위 속에 고여 있는 피를 빼내야만 했다. 여러 병의 수혈과, 코를 통해 위 속의 피를 빼내는 작업이 동시에 진행되었는데, 수혈하는 속도보다 출혈 속도가 빠를 정도였다. 피는 빼고 또 빼도 계속 호스를 통해 흘러내렸다. 이것이 진정되지 않으면 검사를 진행하지 못해, 최악의 경우 수술도 하지 못하고 죽을 수 있었다. 의사들은 한동안 긴장해야 했다.

다행히 한참 시간이 지나 어느 정도 진정이 되어 위험한 고비는 넘길 수 있었다. 하지만 완전히 피를 멎게 하고 여러 가지 검사를 하려면, 우선 내시경으로 정확한 상태를 파악해야 했다. 이날은 일요일이었지만, 급박한 상황이었으므로 담당 의사와 연락을 취해 곧바로 내시경 검사와 지혈작업에 들어갔다. 내시경 검사할 때는 보통 10분 정도가 소요되고, 이 짧은 시간도 상당히 고통스럽다. 그런데 나는 위출혈 지혈작업을 위해 의사 두 분이 땀을 흘리며 1시간이나 내시경을 계속하고 있었다. 힘든 과정이었다. 다행히 지혈이 되어 내시경실에서 응급실로 다시 내려왔다. 그리고 입원수속을 밟고서, 오후 늦게야 내과병동으로 옮길 수 있었다.

병원은 집까지 7분 정도의 거리이다. 만일 더 먼 곳에서 이런 상황이 발생했었다면 꼼짝없이 죽을 뻔했다. 위급한 상황에서는 분, 초를 다투고 생명이 왔다 갔다 한다. 병원의 의료진도 그 당시 상황을 아주 심각하게 보았다. 다 지나고 난 지금은 웃으면서 이야기할 수 있지만, 그 당시는 아주 심각했다.

본격적으로 갖가지 검사가 진행되었다. 이때까지만 해도 나는 내 병이 위궤양 정도의 출혈일 것이라 생각하고, 간단한 내과 치료나 수술로 끝날 줄 알았다. 그러나 시간이 지나면서 표현은 하지 않았지만, 무언가 마음에 짚이는 게 있어 한편으론 초조하고 두려웠다. 그 불길함은 곧 현실로 다가왔다. 검사결과는 "가로 4cm, 세로 5cm의 암 조직이 있는 위의 약한 곳을, 아스피린이 작용해 점막 손상은 물론 큰 핏줄까지 터뜨려 많은 피를 쏟게 했다"는 내용이었다. 이 불운의 아스피린이 결국 조금 일찍 암을 발견케 하는 행운의 아스피린으로 작용한 것이다. 또 아스피린은 나를 암 환자로 탈바꿈시켜 주었다.

'내가 암에 걸리다니…….'

이런 일이 현실로 다가올 줄은 꿈에도 몰랐다. 어느 날 갑자기 암에 걸렸다는 통고를 받고도 태연할 수 있는 사람이 얼마나 될까. 절망에 빠져 몸부림치거나 좌절하기 쉬운 게 보통이다. 그 당시 나의 기분은 해머로 뒤통수를 맞은 것처럼 멍한 상태였다. 그저 얼이 빠지고, 가슴 또한 뻥 뚫린 그런 묘한 느낌이었다.

대부분의 사람들이 자신의 암 발병 사실을 들으면, 특히 말기이거나 심각한 상태라는 얘기를 들으면 더더욱 '하필이면 내가 왜……' 하며 하늘을 원망하거나 신경질적이고 과민한 반응 혹은 반항적인 태도를 보이게 된다. 이때 우울증까지 겹쳐 버리면 환자들은 화를 잘 내고, 소리를 지르고, 기물을 부수고, 자해를 하는 등 난동을 피우다 심지어는 자살을 시도하기도 한다. 그러다 그 기간이 지나면 평소에 관심이 없던 종교를 가지거나 지푸라기라도 잡으려는 심정으로 무엇엔가 의지하거나 매달리게 된다.

이같이 대부분 사람들이 처음에는 그 상황을 받아들이지 못해 심한 고통을 받고, 여러 감정의 기복을 거친 후 결국 자포자기한다. 나는 의사한테 직접 물어서 그 끔찍한 선고를 듣고, 말없이 나의 운명을 담담히 받아들였다. 다만, 큰형님 내외와 조카들이 병문안을 왔을 때 조카들한테 몇 마디 하다가 그만 울음바다로 이어진 것이 내 속마음을 표현한 것의 전부였다.

보통 우리가 말하는 암(癌)은 단단하다는 뜻으로, 영어로 'cancer', 즉 게(crab)를 뜻한다. 이 이름은 암 조직의 표면이 게 껍데기처럼 딱딱한 데다, 암세포가 게가 옆으로 기어가듯 퍼지기 때문에 붙었다고 한다.

나는 우연히 책자를 통해 암세포의 조직 사진을 본 적이 있다. 실제로 말기 암 환자의 장기를 꺼내 보면 검붉고, 울퉁불퉁하고, 딱딱하며, 흉측하게 생겼다고 한다. 어떻게 이런 괴물 덩어리가 내 몸속에서 자랄 수 있었는지 생각만 해도 소름이 돋는다. 그래서 그런지는 몰라도 의사들은 가능하면 암이란 단어 대신 종양이란 단어를 주로 쓴다.

응급실에 온 지 8일째, 이 흉악망측한 종양 덩어리를 제거하는 수술 날짜가 잡혔다. 수술 이틀 전부터 수술 준비가 시작되었는데 대수술이라 그런지 그렇게 간단치는 않았다. 다시 그 불편하고 참기 힘든 고무호스가 콧속으로 들어가고, 관장을 하며 화장실을 들락날락해야 했다. 또 배꼽과 항문 등 몸에 난 털은 면도기로 싹 밀어버렸다. 게다가 피 검사에서 피 수치가 낮아 수혈을 두 병 정도 더 받아야만 했고, 그 와중에 수술로 인해 내과에서 외과로 병실까지 바뀌었다.

두 번째 시련,
수술대에 오르다

1999년 6월 21일 월요일.

아침 일찍 파란 수술복으로 갈아입고 수술실로 향했다. TV 드라마나 영화에서 보던 장면이 연출되면서 천장이 눈앞에서 미끄러져 지나가기 시작했다. 이때 내 마음은 전장에 임하는 장수처럼 착잡하고 무거웠다. 수술실 입구에서 수녀님이 기다리고 있다가 내 손을 꼭 잡고서 긴장을 풀라며 나를 위해 기도를 해주었다. 나는 무신론자이지만, 수녀님의 따뜻한 손길과 기도가 아주 큰 힘이 되었다.

수술실에는 여러 의료진들이 대기하고 있었다. 긴장을 풀어주려는 듯한 그들의 말과 행동은 나에게 큰 위안이 되어 주었다. 수술실 주변에 있는 모든 사람이 나를 위해 애쓴다고 생각하니 한없이 고마웠다. '나도 병원 문을 나서면 남에게 무언가를 베풀어야지' 하는 생각이 불현듯 들었다. 드디어 수술대 위로 옮겨지고, 낯선 기계 소음만이 적막을 깨는 가운데 마취가 시작되었다. 나는 의식을 잃어갔다.

몽롱한 가운데 어렴풋이 눈을 뜨자, 심한 한기가 느껴졌다. 내 몸에는 따뜻한 물건이 얹혀져 있었고, 의사가 "수술은 잘 끝났으니 정신 차리세요"라고 소리치고 있었다. 또다시 의식을 잃었다가 정신을 차려보니, 병실로 옮겨져 산소마스크를 쓰고 있었다. 간호사의 목소리가 어렴풋이 들리는 것으로 보아 수술이 무사히 끝났음을 짐작했다. 아침 8시부터 오후 3시까지 장장 7시간의 대수술이었다. 수술이 길어져서 가족들은 혹시 무엇이 잘못되어 늦어지는 것은 아닌가, 긴장된 시간을 보냈다고 한다. 다행히 수술은 잘 되었다.

정신이 들면서 상처 부위를 비롯해 온몸이 쑤시고 아파 왔다. 그 다음 날은 너무 아파 진통제를 추가로 맞았는데, 이것을 맞고 나니 천장이 빙빙 돌고 구토 증세와 식은땀이 쏟아졌다. 다른 환자들처럼 자꾸 진통제를 많이 맞으면 회복도 더디고 내성(耐性)도 생겨 안 좋다고 하여, 이날 이후로는 아파도 꾹 참고 더 이상은 맞지 않았다. 이런 나를 보고 간호사가 정말 참을성이 많다고 이야기해 주었다.

대학병원은 보통 팀장이나 과장 인솔하에 여러 명의 외과 의사들이 주중에 회진을 돈다. 꼼짝 않고 드러누워 있는 나에게 담당 주치의는 심호흡을 자주 안 하면 폐렴이 올 수 있고, 운동을 안 하면 장유착이 된다고 하면서 심호흡과 운동을 하라고 했다.

수술 3일째 되는 날은 일어나는 연습부터 하고, 그 다음날부터는 링거대를 끌고 병실 복도를 한 바퀴 돌기 시작했다. 날이 갈수록 운동을 늘려가니까 회복속도가 빨라지는 것 같았다. 겨우 움직일 정도가 되어 처음 화장실에 가서 거울로 내 모습을 보았는데 정말 가관이었다. 환자복을 입고, 코에는 위액을 빼내는 고무 튜브를 끼고, 배 옆구리 한쪽 구멍은 담즙이 고이는 용기를 매달고, 또 한쪽에는 분비물을 빼내는 일명 '수류탄' 통을 차고, 몸이 아파 잘 걷지도 못하는데다가, 링거가 여러 개 매달린 링거대를 끌고 다니는 꼴이란, 내가 봐도 거지 중에서도 완전 상거지였다.

암에 관한 지식이 전무한 가운데 위암 선고를 받은 후, 나는 불투명한 앞날에 대한 불안감으로 절망에 빠졌다. 수술 직후 걷지도 못했을 때는 창밖으로 네 발 달린 개가 지나가는 것을 봐도 부러웠고, 거지가 동냥하는 것을 봐도 건강할 수만 있다면 거지라도 좋겠다는 생

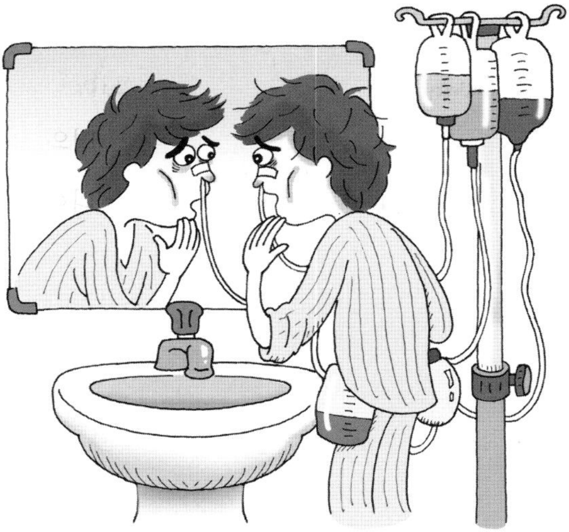

각이 들었다.

그리고 반찬 냄새를 포함한 모든 냄새가 역겨웠다. 하지만 어느 날인가 다른 병실 복도에서 풍겨온 그윽한 사과 향기를 맡는 순간, 정말 사과가 미치도록 먹고 싶었다.

'나에게도 큰 사과 1개를 다 먹을 수 있는 날이 올까?'

그때의 먹고 싶은 욕구가 이어져 현재도 매일 사과 1개씩은 빼놓지 않고 먹고 있다. 그 당시 유일한 희망은 남들처럼 자유로이 걸을 수 있고, 큰 사과 1개 전부를 먹을 수 있는 것이었을 정도로 작고 소박했다. 그 당시에 딴 욕심은 전혀 없었다.

암 환자는 집행이 연기된 사형수 같은 기분으로 산다. 사형수가 사형이 면제되어 밝은 바깥세상으로 나갈 수만 있다면, 아주 성실하고 정직하고 아무런 욕심 없이 좋은 일 하면서 열심히 살겠다고 다짐하는 것처럼, 이때 심정은 아주 순수했다.

평소에는 내가 누리고 있는 생활에 대하여 고마워할 줄을 몰랐는데, 막상 이런 상황에 맞닥뜨리게 되자 모든 것들에 고맙고 감사한 마음이 넘쳐나기 시작했다. 마치 당연한 권리를 누리듯 공기를 들이마시고, 친구들과 이야기를 나누며 먹고 싶은 것을 마음껏 먹고, 자신의 두 발로 땅을 힘차게 내딛는, 이런 일상적인 것들이 삶에 있어 가장 큰 축복임을 어리석게도 병상에서 느끼게 된 것이다.

병원에 있던 동안 일명 '수류탄 사건'이라 부르는 해프닝이 하나 있었다. 나의 깔끔한 성격이 병원에서도 실력 발휘를 하면서 일어난 웃지 못할 사건이다. 위나 장 수술을 하면 수술한 부위의 분비물을 빼내기 위해 장에 가늘고 긴 호스를 연결하고, 수류탄같이 생긴 J-P bag(Jackson-Pratt bag, 배액관의 종류 중 하나)을 옆구리에 차고 다녀야 한다. 어느 날 나는 이 백이 너무 더러워 보여서 물로 깨끗이 닦아냈다. 그리고 이 사실을 간호사에게 말했더니, 간호사는 깜짝 놀랐다. 이런 일은 처음 있는 일일뿐더러, 호스를 통해 세균이 몸 안으로 들어가면 큰일이 난다고 했다. 급기야 밤늦게 담당 의사를 찾고 난리를 부린 끝에 우선은 상태를 좀 더 관찰해 보자고 했다. 다행히 아무 탈

없이 넘어갔지만, 그 당시에는 어처구니없는 일로 잠깐 동안 마음고생을 했던 사건이었다. 사람이 무식하면 용감하다는 말이 이럴 때 통하는 것 같다.

어느 날 저녁쯤 담당 의사한테 위 절제가 어느 정도 이루어졌으며, 앞으로 어떻게 위 관리를 해야 할지를 물었다. 의사는 자세히 설명해 주었다. 우선 내 경우는 위의 3분의 2 정도를 절제했으므로 과식은 절대 금물이고, 만일 과식으로 위가 마비되면 다시 재입원해야만 한다고 했다. 또한 자극적이거나 평소에 먹지 않던 색다른 것을 먹으면 여지없이 복통으로 이어진다고 했다. 먹는 양도 문제이겠지만, 어느 것 하나 제대로 먹을 것조차 없어 체중이 점점 더 줄고, 거기에다가 약간 많이 먹은 듯하면 토하거나 복통이 몇 시간 계속되기도 하면서 장유착 등 부작용이 나오기 때문에 1년 반까지는 먹는 문제로 정말 힘들 거라고 했다.

그러다 보니 기운도 없고, 앉았다 일어나면 핑 도는 어지러운 빈혈 증세까지 생기는데, 어떤 환자는 집에서 TV를 켜려고 일어나다가 자기도 모르는 사이에 뒤로 나자빠져 인사불성이 되기도 했다고 한다. 이렇게 환자들 대부분이 빈혈은 다반사이고, 체중 또한 많이 줄어 몰골이 말이 아니다. 나의 체중도 67kg에서 57kg으로 10kg이나 줄어 있었다.

병원에 들어가기 전까지만 해도 평소와 다름없이 정상적인 생활을 했던 사람들도 일단 병원에 들어가면 큰 검사를 위해서 입원을 해야 하고, 또한 금식을 해야 한다. 그러다 보면 자연히 굶게 되고, 거기에 이상 징후가 발견되면 정밀한 검사를 위해 입원 기간은 더 길어지게 마련이다. 여기서 악성·양성 등 최종 소견이 나오면 수술에 들어가는데, 수술 준비로 관장 등 기본적인 준비를 해야 하므로 또 굶어야 한다.

수술이 끝난 후에는 어느 정도 기간이 지나야만 죽부터 시작해 밥을 먹게 되는데, 이 긴 기간 동안 또 제대로 먹지 못해 몸은 몹시 쇠약해진다. 아무리 성한 사람도 결국은 이러한 이유로 몸무게가 5~20kg까지 빠지는 등, 수술 전 보기 좋고 건강했던 얼굴과 몸이 남들이 알아보지 못할 정도로 형편없어진다. “병에는 장사가 없다”는 말이나 “병원에만 가면 성한 사람도 다 죽게 만든다”는 말이 이래서 나오는 것 같다.

수술 후 열흘쯤 되어서는 수술 부위의 실밥이 모두 빠졌다. 다행히 방귀도 빨리 나와 불편하고 참기 힘든 비위관을 제거할 수 있었다.

병원 입원은 그 자체만으로도 환자에게 스트레스다. 입원하면 수술 전후에 받는 각종 검사로 지칠 대로 지쳐있는 데다, 링거를 여러 개 꽂은 링거대를 끌고 화장실을 다녀야 하기에 번거롭다. 매일 이른 아침이면 체온 재는 것부터 시작해 여러 번의 채혈을 하고, 오줌·담즙·분비물 양 등을 적어간다. 그리고 저녁에는 세 끼 먹는 양을 체크한다. 또한 매일 수없이 꽂아대는 주사로 '지금 이 몸이 내 몸이냐, 마음대로 해라' 하며 자포자기할 정도로 암 환자는 육체적으로나 정신적으로나 괴롭기 마련이다.

일반인들이 삶의 체험 현장에 있다고 한다면 환자는 고통의 체험 현장에 와 있는 것과 같다. 아주 무딘 환자를 제외하곤, 병원이라는 곳은 스트레스의 숲이다. 그래서 힘든 수술 과정을 거친 환자나 장기 입원 환자에게 퇴원에 대한 기대와 반가움은 클 수밖에 없다.

나는 입원한 기간이 3주에 불과한데도, 너무 힘든 치료 과정을 거쳐서인지 아주 오래 입원한 기분이 들었다. 퇴원 자체보다도 포근한 집이 더 그리웠던 게 사실이다.

퇴원 후 처음 집으로 왔을 때 너무 기운이 없어 바깥출입은커녕 거실 한두 바퀴 돌기도 힘들었다. 그래도 이런 상태론 안 되겠다 싶어 방안을 한 바퀴 도는 것부터, 밥도 한두 숟갈 뜨는 것부터 시작하며 조금씩 늘려갔다. 그렇지 않고 누워만 있으면 일어나기는 더욱 힘들어지고 악순환이 계속되기 때문에 살려면 별 방법이 없었다.

어떤 환자라도 오랫동안 병상에 누워 있게 되면 각종 염증이 생긴다. 몸의 면역 기능과 근육의 힘도 떨어져 결국에는 병에 대한 저항력을 떨어뜨리는 결과를 가져온다. 환자가 침대에 누워 있을 경우,

젊은 사람은 하루에 1.5% 정도의 근육 힘이 떨어지고, 노약자는 5% 가량이 떨어진다. 그러므로 열흘만 병상에 누워 있어도 몸의 기운이 절반으로 떨어지게 된다. 즉, 제아무리 건강한 사람일지라도 침대에만 누워 있으면 하루 1.5%의 기력이 떨어져 70일이면 송장이 될 수 있다고 한다.

환자들은 대수술을 앞두거나, 수술 직후에 생활의 변화와 신체 변화로 인해 대개 우울증을 겪는 경우가 많다. 대부분 가볍게 지나간다고 하는데, 나도 퇴원하고서 우울증 초기 증상을 겪었다. 그때 당시에는 몰랐는데 한참 지나고 나서야 이것이 우울증임을 알게 되었다. 만사가 귀찮고, 아무것도 아닌 사소한 일에 신경을 곤두세워 신경질을 부리거나, 식구들을 원망하고, 어디론가 떠나고 싶은 마음에 불안하며, 특히 밤에는 불면증 때문에 많은 날을 시달렸다.

이렇게 환자들은 의욕과 기력, 체력이 다 떨어진 상태에서 육체적·정신적으로 견디기 힘들어지면 우울증 증세까지 보일 정도로 피폐해지기 쉽다.

퇴원 바로 직후에는 타조 농장이나 사슴 사육, 양봉에 관한 책을 보며 도시에서 멀리 떨어져 살아볼까 생각해 본 적도 있었다. 이런 고통스러운 방황을 접고, 긍정적이고 적극적인 생활로 모든 것을 잊자고 마음을 잡았다. 오전에는 회사로 출근해 간단히 일을 보고, 오후에는 체력 단련과 맑은 공기를 마시기 위해 산과 절을 다녔다. 북한산, 도봉산, 관악산은 물론 도선사, 원통사, 망월사 등의 절과 서울 근교에 있는 소요산, 백운대, 자재암까지, 도시락 하나와 휴대 전화 하나 달랑 들고 안 가본 데 없이 샅샅이 휘젓고 다녔다. 어떤 날은 하도 기운이 없어 절에서 한참 쉬었다 내려온 적도 있었지만, 꾸준히 이런 생활을 약 4개월 동안 지속했다.

이런 가운데 어느 날 저녁, 배에 통증이 오더니 시간이 지날수록 심해졌다. 집사람은 물론 아이들까지 동원해 등을 두드리며 진정시키려 해 보았으나 시간이 갈수록 점점 상태는 더 심해졌다. 새벽이 되어서는 더 이상은 참을 수가 없어, 또다시 응급실을 찾는 비상사태가 발생했다.

개복 수술을 받고 나면 장들이 서로 달라붙거나 복벽에 소장이 붙는 장유착이 발생한다고 한다. 장유착은 일반적으로 위암 수술이나 장암 수술 후에 나타나는 합병증으로, 장유착으로 인한 고통은 환자뿐만 아니라 의사도 피하고 싶은 합병증의 하나라고 한다. 장이 유착된 복부를 다시 열고 수술하기가 쉽지 않기 때문이다. 이렇게 개복한 환자들은 장유착으로 실려 오는 경우가 종종 있다고 하는데 내가 바로 이런 경우였다. 위암 때문에 응급실에 온 지 꼭 4개월 만이었다.

전날 저녁 늦게부터 시작한 고통이 아침까지 이어졌다. 수십 개의

바늘로 콕콕 찌르거나 쇠꼬챙이로 쿡쿡 찌르는 것 같았다. 얼마나 아팠는지 처자식 생각도 나지 않고, 고통이 극에 달해 오로지 죽고 싶은 마음뿐이었다.

아침 일찍 주치의가 응급실로 달려와 담당 의사로부터 보고를 듣고 차트를 본 후 말했다. 상태를 조금 더 지켜보다가 호전이 되지 않으면 장이 썩기 때문에 수술을 해야 하니, 마음의 준비를 하라고 했다. 상황이 매우 긴박하게 돌아갔다. 장과 위를 세척하고, 가스를 뽑고, 진통제를 투여했다. 또 계속된 X-Ray 촬영과 분석 등을 하는 가운데, 그 전에 어떤 조치를 취해도 나아지지 않던 통증이 다음날 늦은 아침을 고비로 수그러들면서 많이 호전되었다. 나는 겨우 입원실로 올라가게 되었다.

검사는 계속 이어져서 링거만으로 또 일주일을 보낸 후에야 퇴원을 했는데, 이번에는 몸무게가 위 수술 때보다 더 줄어 54kg이 되었다. 얼마나 힘들었는지 모른다. 이후 6개월, 1년이 지나며 조금씩 먹는 양도 늘고 위의 기능이 점차 제자리를 찾게 되었다. 그러나 그전까지는 먹는 것과의 전쟁이라고 할 정도로 그것이 생활에서 차지하는 비중이 컸다.

세 번째 시련,
두 번째 새로운 암을 등록하다

운명의 장난인지 정말 우연히도 위 수술 후 정확히 꼭 2년만인 2001년 6월 13일, 혈변을 보고 응급실에 실려 오며 위암 발견 때의 악몽이 재현되었다.

볼일이 있어 시내에 나갔다가 갑자기 배에 통증이 약간 있더니 변이 마려웠다. 화장실을 찾았는데, 꽤 많은 양의 혈변을 봤다. 졸지에 당한 일이라 너무 놀라고 당황했다. '이젠 죽는구나' 하는 생각이 뇌리에 스치며 그저 멍한 상태에서 황급히 집으로 왔다. 사정을 들은 집사람은 병력이 있으니 내일 갈 것 없이 오늘 밤 늦게라도 병원에 가자고 성화를 해 서둘러 응급실로 달려갔다.

피 검사 등 갖가지 검사가 새벽까지 이어졌는데, 그때까지 결과는 대수롭지 않아 보였다. 그러나 아침 일찍 위 담당 주치의가 피 속의 헤모글로빈 치수가 낮은 것을 의심해 추가검사가 더 필요하다며 당장 입원하라는 지시를 내렸다. 졸지에 병원 신세를 또다시 지게 된 것이다. 그때까지만 해도 또 다른 암일 거라고는 전혀 생각하지 못했다. 이때 그냥 대수롭지 않게 넘어갔다면 심각한 지경에 이를 뻔했다. 빨리 서두른 결과 목숨을 또 한 번 구했고, 병원 의사의 환자관리가 얼마나 중요한가를 다시금 깨우치게 했다.

이처럼 암 발견의 기회를 놓치지 않으려면 암이 보내는 최초의 신호를 잘 눈치채야 한다. 즉 몸에 경미한 이상이라도 있으면 곧바로 병원을 찾아야 한다는 것이다. 남들이 보면 조금 지나칠 정도로 약간의 이상증세에도 동네 병원을 자주 찾아 진찰을 받고, 정기적으로 건강검진을 받아야 암의 조기발견이 가능해진다. 그래서 병원 출입이 잦은 골골한 사람이 관리를 잘해 더 오래 산다는 이야기가 있는 것이다. 대개 건강을 자랑하는 사람, 거기에다 참을성까지 강한 사람이 오히려 암 때문에 처음이자 마지막 병원 출입이 되는 경우를 주변에서 종종 볼 수 있다.

여러 검사 결과 대장 쪽에서 이상 징후가 나타났다. 담당 의사는 대장 한쪽 부분이 청진기 크기만큼 검붉게 변해 있고, 상태가 좋지 않아 내시경으로는 처치가 어렵고 수술을 해야 한다고 얘기해주었다. 암이라는 걸 직감으로 알았다. 두 번째 암이 등록되는 순간이었다. 실제로 암 병력이 있는 환자가 다른 종류의 암을 가지는 경우가 있다. 예를 들어 자궁암이 있는데 폐암이 있다든지, 간암이 있는데 유방암이 있다든지, 위암이 있는데 대장암이 있다든지 하는 경우가 가끔 있는데, 이것은 전이나 재발과는 다른 것으로 2차 암이라고 한다. 내 경우가 여기에 속한다.

위암에 이어 대장암에 걸리자 친척들은 '주치의는 무엇을 했느냐'

고 그 당시 원망을 많이 했다. 그렇지만 2차 암 발병에 대한 대비를 미리 하지 못한 내 잘못이었다. 나중에 다른 의사에게 들은 이야기이지만, 위암에 이은 대장암 수술 협진 과정에서 위암 팀 의사들, 대장암 팀 의사들 모두 전이가 확실하다고 했다고 한다. 그런데 나의 주치의 팀장만이 2차 암 발병이라고 주장하며, 대장암 수술에 수술 일원으로 참가했다고 한다. 또 보통 수술하는 의사들이 제일 꺼리는, 같은 부위의 두 번째 개복을 직접 하며 적극적으로 나섰다고 한다. 팀장인 그가 이처럼 적극적으로 나선 것은, 원발 암이 전이된 경우 2차 암보다 암 완치가 훨씬 더 어렵기 때문이었다. 나는 주치의의 적극적인 치료에 지금도 고마움을 금치 못한다.

검사 결과를 초조하게 기다리며, 그래도 나는 희망을 버리지 않고 암이 아니길 바랐다. 나에게는 결과를 기다리는 시간이 피를 말리는 시간이었다. 그러나 나는 결국 또다시 불명예스러운 새로운 암을 등록하게 되었다. 이번엔 약 5cm 크기의 S자 결장암이었다.

암에도 등급이 있다고 한다. 위암·간암·자궁암은 후진국형이고, 폐암·유방암·대장암·직장암은 잘 사는 나라에서 흔히 발생하는 선진국형이라고 한다. 내 경우는 두 가지를 다 가졌으니 개발도상국형 정도로 봐야 되지 않나 싶다.

수술 날짜가 잡혔으니 마음의 준비를 하라고 했다. 이때부터 관장을 하는 등 다시 수술 준비에 들어갔다. 큰 수술에는 위험이 따르기 때문에 보호자의 동의서를 받는데, 이 과정에서 불길한 얘기만 무성히 들려왔다. 수술 후에야 위에서의 전이가 아닌 독단적으로 생긴 암으로 판명이 났지만, 수술 전 당시에는 위에서 장으로 전이됐을지도 모르는 상황이었다. 개복 후, 위나 장의 필름 사진에 보이지 않았던 뒤쪽 부분에 전이되었거나 상태가 나쁘면 수술 자체를 하지 못할지도 모른다고 했다. 이런 최악의 시나리오를 들으니 가뜩이나 긴장하고 있는 터에 몸은 더욱더 얼어붙어 버렸다.

집사람과 나는 죽을 수도 있다는 마음의 준비를 했다. 아이들 얼굴도 한 번 더 보는 등 신변정리를 할 정도로 상황은 급박하고 착잡했다. 이럴 줄 알았으면 집사람과 아이들을 속으로만 사랑할 것이 아니라, 진작 겉으로도 표현해 주고, 좀 더 살 비비고 따뜻하게 대해줄 걸 하는 아쉬움이 남았다.

나는 침착함을 잃지 않으려 애쓰며 마음을 추슬렀다. 삶을 갈망하는 만큼 죽음에 대한 두려움은 점점 더 커지기 마련이었다. 나는 삶에 대한 미련을 접으면서 흔들리는 마음을 꽉 잡았다.

처남과 동서를 비롯한 주변의 친척들은 그동안 병원에서 한 달에서 석 달 간격으로 계속 진찰을 받았고, 6개월마다 정기검사를 했는데 어떻게 또 암에 걸릴 수가 있느냐, 의사들은 무엇을 했냐고 원망했다. 하지만 그것은 겉만 알고 속을 모르기 때문이다. 모든 일에는 한계가 있는 법이다.

네 번째 시련,
고통스런 항암치료를 견디다

대장암 수술은 응급실에 온 지 딱 일주일만인 6월 20일에 실시되었다. 오전 10시에 시작된 수술은 오후 2시까지 4시간에 걸쳐 진행되었다. 수술 예정시간은 오후 4시까지였는데, 2시간 정도 빨리 끝난 것이다. 그렇지 않아도 수술 전에 주치의가 개복했을 때 상황이 좋지 않으면 수술을 아예 못 할지도 모른다고 얘기했기 때문에 가족들은 불안했다고 한다. 상황이 좋지 않아 수술을 하지 못 해서 빨리 끝난 것은 아닌가, 잠시나마 가족들은 당황하고 긴장했던 것 같다. 나중에 알고 보니, 그날따라 회복실에는 수술 환자가 포화 상태라서 회복실을 거치지 않고 바로 입원실 옆 주사실로 올라와 더 일찍 올라온 것이라고 한다. 회복실 대신 주사실에서 산소마스크를 쓰고 회복해야 했다.

이번 대장암은 위암 때와는 달리 두 번째이고, 위와 장이 연결되어 있는데다, 6개월 전에는 없었던 것이 갑자기 약 5cm 크기의 암 덩어리로 나타나 의사들조차도 위에서 전이된 것으로 보는 의견이 지배

적이었다. 위암의 경우 2~3년 사이에 재발과 전이가 가장 많이 나타나기 때문에 더욱더 그렇게 보았던 것 같다.

앞서도 이야기했듯이 응급실에 와서 수술할 때까지 일주일 동안, 희망적인 소리보다 심각하다거나 위험성이 높다는 말만 들었다. 그러나 다행히 수술 후 결과는 좋은 편이어서 분위기가 밝았다. 이번 수술에서는 장 쪽만 개복하지 않고, 장에서 위까지 개복해 위를 샅샅이 살펴봤는데 다행히 위는 깨끗했다. 또한 많은 혈변을 본 것으로 봐서는 말기증세와 비슷했지만, 복수가 약간 찬 것 외에는 임파절뿐 아니라 다른 장기에도 전혀 전이가 없었던 것이다.

그러나 전이는 아니었지만 두 번째 암이란 부담 때문에 위험군에 속해 항암치료를 받아야 했다. 위암 수술 때와는 달리 항암치료까지 예정된 상태라, 한마디로 한 치 앞도 내다볼 수 없는 짙게 깔린 안갯속이었다. 집사람과 나는 지금 이 시간 이후부터는 멀리 생각하지 말고 오늘 당장의 일만 생각하고, 내일 일은 내일 생각하며, 엉켜 있는 실타래 매듭을 하나하나 풀어가자며 두 손을 꼭 잡고 다짐했다. 그 정도로 육체적 · 정신적인 고통과 답답함의 연속이었다.

특히 대장암 수술 후에는 약 한 알 넘기기도 힘들고, 음식 삼키기는 더욱 힘들어져 먹고 삼킨다는 것이 큰 고역이었다. 나중에 겨우 삼키게 되었을 때는 소화도 잘 못 시키는 등 어려움이 뒤따랐다. 거기에다가 수술 시 위액을 빼내기 위해 코에 끼우는 L튜브나 비위관을 나는 세 번에 걸쳐 통합 7주를 꽂았다. 위 수술 시 3주 꽂았을 때는 참기가 너무 고통스러워 호스를 다 뽑아버리고 창문으로 뛰어내리고 싶을 정도였고, 장유착 시 1주는 그런대로 참았지만, 장 수술 후 3주째는 이 호스 때문에 토하기까지 해 의사에게 제발 빼달라고 소리칠 정도로 정말 참기 힘들었다.

너무 괴로워하니까 담당 의사가 비위관 호스를 우선 빼주었는데 다행히 방귀가 나와서 간신히 넘어갔다. 비위관은 환자의 코를 통해 목구멍을 거쳐 식도·위까지 도달하는 관으로 개복 수술 후에는 일시적으로 장이 마비될 수도 있기 때문에 위 수술 후 장운동이 회복될 때까지 이 비위관을 삽입한다. 의사 말로는 뚜렷한 기준은 없지만, 빨리 빼면 안정성과 효율성 면에서 문제가 있기 때문에 시간에 관계없이 방귀가 나오면 빼는 것이 정석이라고 한다. 게다가 수술 후에는 환자의 몸에 배액관이라고 부르는 드레인(drain)을 여러 개 삽입하는데, 이것 또한 환자한테 불편함을 더해주는 것이다. 다행히 현재 어떤 병원에서는 드레인을 꽂지 않아도 유사한 효과를 발휘하는 기술이 나왔다는 소식이 있어 반가운 마음이다.

항암치료가 여섯 차례 계획되었다. 퇴원 직전 우선 1차로 일주일간 항암 혈액주사를 맞았는데, 두통에 설사, 헛구역질, 구토, 속 울렁거림, 눈은 벌겋고 통증까지 왔으며, 오한이 심했다. 6월 중순에서 7월

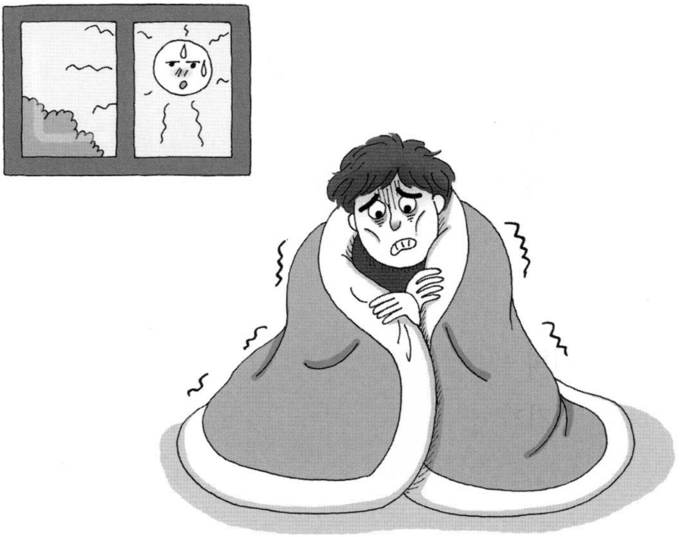

초순이라 사람들은 더워서 창문을 열고 에어컨까지 켠다고 하는데, 나는 밤새 창문을 닫고, 그것도 부족해 두꺼운 이불까지 덮고 잘 정도였다. 게다가 근육통까지 겹쳐 정말 괴로운 고통의 나날이었다. 항암치료까지 겹친 이때가 내가 스스로 참고, 견디고, 헤쳐 나가야 하는 정신적 · 육체적으로 가장 힘든 시기였다.

퇴원 직전 일주간 항암 혈액약물 링거 주사를 맞는 것으로 1차 항암치료를 시작하고, 퇴원 후 5차에 걸쳐 약 6개월간 치료가 계속되었다. 사람이 사는 데 있어 먹는 즐거움은 매우 큰데 항암치료를 받는 6개월간은 음식이 쓰고 맛을 전혀 못 느끼니, 한 끼 한 끼 끼니 돌아오는 것이 겁났다.

이렇다 보니 퇴원 직전 몸무게는 항암치료와 설사 등의 후유증으로 51kg이었다. 위 수술 후 55kg, 장유착 시 54kg보다 3kg이나 더 빠진 체력으로 컨디션은 최악이었다. 내가 봐도 기아에 허덕이는 아프리카인을 방불케 할 정도로 몰골이 말이 아니었다.

퇴원하고서 기력 회복을 위해 영양주사를 맞으러 동네 의원에 들렀다. 하나도 이기기 쉽지 않은 암을 위암에 이어 대장암까지 걸린 나를 보며 의사 선생님은 '의지의 한국인'이라고 표현하며, 희망을 잃지 말고 치료 잘 받으라고 용기를 북돋워 주었다.

폭풍이 지나간 뒤 평온이 찾아오듯이, 지금은 체중도 약간 불고 모든 것이 정상적으로 돌아가고 있다. 그렇지만 과거에 피를 토하고, 혈변을 볼 때의 놀란 가슴 때문인지 아직도 피만 보면 무섭다. 한때는 변에서 피가 나올까 봐 볼일 보기가 겁나고, 변기 속의 변을 구석구석 관찰하는 등 노이로제에 걸릴 정도로 소심하고 예민했었지만, 지금은 그저 살짝 볼 정도로 여유가 생겼다.

한편 지금에 와서 보니, 대장 수술을 받기 몇 달 전부터 치질 증세와 비슷하게 간혹 약간의 피가 휴지에 묻어 나왔었는데, 치질이 있어 그런 줄 알고 대수롭지 않게 생각했었다. 그러다가 나중에 혈변을 보고 병원을 찾았던 것인데, 이미 그때가 대장암 초기증세가 아니었나 싶다. 지금은 약간의 치질 기미조차 보이지 않기 때문이다.

대장암 수술 후 방귀의 횟수가 아주 잦아 수술 후유증이 아닌가 의심되었다. 여러 의사 선생님한테 문의를 해보았는데, 양파 등 음식물 때문이라고 해서 안심했다. 어떤 위암 환자의 보호자 지인 얘기로는, 환자가 집안에서 1시간 간격으로 그저 먹기만 하기 때문에 소화를 시키지 못해 방귀를 자주 뀌어 냄새 때문에 못 살겠다고 불평했다. 그런데 직접 자료를 찾아보니 정상인도 의외로 방귀 횟수가 많다. 건강한 사람은 하루 평균 13.6회의 방귀를 뀌고, 의학적으로 하루 25회까지는 정상으로 본다. 방귀 횟수가 너무 적어도 비정상이라고 한다.

한고비를 넘겼다 싶으면 다시 덮쳐 버리는 삶의 파도들 속에서, 순응만 하다 보면 나약한 존재로 전락해 무너지고 말 것이다. 그러나 이를 이기기 위해 거칠게 도전하다 보면 강한 존재로 살아남을 수 있다. 또한 금방 숨이라도 끊길 것 같은 고통과 시련이 닥쳐와도 그 시련의 터널 속에서 어둡고 아픈 시간들을 잘만 견디면, 신기루 같은 그 무언가가 나타나 내일을 또 기약할 수 있게 해준다. 그래서 운명의 조화란 참 희한하다는 생각이 든다.

위암·대장암이 발견되기 전 전조증상

나의 암 병기와 병소 크기 상태, 그리고 위암·대장암이 발견되기 전의 전조증상을 소개하면 다음과 같다.

위암이 발견되기 전 전조증상

- 1999년 6월 13일. 가로 4cm, 세로 5cm 위암 발병(3기)
- 위의 3분의 2가량 절제 수술

가끔가다 속이 많이 쓰려서 시내의 유명한 방사선 최고 전문가한테 여러 번 X-ray도 찍어보고 진단을 받았다. 십이지장 쪽에 약간 희끗희끗한 정도의 염증 비슷한 것이 있지만 우려할 정도는 아니라고 했다. 약간의 위염은 제산제를 먹으면 괜찮을 거라고 해서 제산제만 계속 먹었다. 먹을 때는 괜찮았다가 안 먹으면 속이 쓰린 상태가 반복되었다.

수술 전 한두 달은 아침 먹기 바로 전이나 후에 위에 쨍하는 순간적인 통증이 일주일에 두세 번 있는 정도였다. 그 외 입맛도 좋았고 컨디션도 그다지 나쁘지는 않았다. 체중도 원래대로 유지되었다. 단지, 주변 사람들로부터 얼굴이 창백하다는 소리를 약간 듣는 정도였다. 특별히 평상시와 다른 점이라면, 산에 오를 때 너무 힘이 들어 '내가 왜 이러지……' 하면서 도중하차 할 정도로 예전보다 힘에 좀 부쳤다는 것이다.

대장암이 발견되기 전 전조증상

- 2001년 6월 13일. 약 5cm S자 결장암 발병(3기)
- 수술과 항암치료 6개월

유난히 신경이 예민해져 하찮은 일에도 신경질적으로 화를 잘 냈다. 이때 집사람과 자주 다투었다. 병원에 가기 두 달 전부터 아침이면 산에서 그곳에 있는 운동기구를 했다. 그 기구 중에 발 걸고 배 두드리는 것을 종종 했었는데, 이때마다 배꼽 아래 장 있는 부분이 당기면서 약간의 통증이 있었을 뿐, 그 외에는 변도 매일 잘 봤다. 다만 변이 약간 가늘고, 하루 두세 번 보는 것이 변화라면 변화였고, 방귀가 좀 잦고 가끔 설사도 하면서, 변 냄새가 약간 심한 정도였다.

지금에 와서 생각해 보니, 대장 수술 몇 달 전부터 치질 증세와 비슷하게 약간의 피가 휴지에 묻어 나왔는데, 이런 증세가 지금은 말짱한 걸로 봐서 그때는 암 때문에 그랬던 것이 아니었나 싶다.

나쁜 생활습관과 건강한 생활습관

건강은 올바른 식습관에서 나온다고 할 정도로 좋은 식습관이 건강을 지키므로 영양소 균형이 깨진 나쁜 식습관으로부터 벗어나 균형 잡힌 영양 섭취의 좋은 식습관으로 바꿔야 한다.

식생활의 변화와 함께 나쁜 습관을 바꿔야 암을 극복할 수 있다. 당뇨, 비만, 암, 모두 식생활 습관병일 정도로 암의 가장 큰 원인은 식생활에 있다. 그러므로 암 환자는 먼저 식생활의 변화와 함께 나쁜 습관을 좋은 습관으로 바꿔야 한다. 그것은 먹거리가 모든 암 발생 원인의 약 35%를 차지할 정도로 식생활이 중요하기 때문이다.

음식은 식습관을 통해 발암이 될 수도, 항암이 될 수도 있다. 특히 위암과 대장암은 평소 식습관과 관련이 많은 대표적인 암이다. 인간은 음식물의 좋고 싫음이 분명해 싫어하면 먹지 않고, 좋아하면 매일이라도 먹는 습관적인 동물이다. 이런 편식 습관이 미처 깨닫지 못하는 사이에 암을 유발한다.

나도 나쁜 편식 습관을 가지고 있었고, 오히려 몸에 유익한 것들은 부족한 채 지냈다. 그리고 이런 나쁜 식습관들이 내게 암으로 다가왔다. 그래서 나는 과거 이러한 나쁜 습관들의 목록을 작성하고 360° 바꿔서 암을 극복했다. 즉 10년 넘게 나쁜 습관을 찾아내 다 바꾼 것이, '끝이 아닌 삶의 전환점'이 되어 지금의 건강상태를 유지하고 있는 암 극복 비결이다.

암 환자는 이런 나쁜 습관을 바꾸지 못하면 원래 상태로 돌아가 또다시 전이하거나 재발하여 2차 암 상태를 맞게 된다. 그래서 암 전문의조차도 건강한 생활습관이 또 하나의 항암치료라고 강조할 정도다.

나쁜 생활습관과 각종 부족 현상

❶ 나의 나쁜 생활 습관 목록

- 과식과 폭식하는 날이 잦았다.
- 삼겹살구이와 갈매기살 · 갈비 등 숯불구이를 엄청 좋아했다.
- 찬 맥주를 박스째 놓고 먹을 정도로 폭음했다.
- 물 마시기를 싫어해 밥을 먹고 나서도 마시지 않았다.
- 짜고, 맵고, 기름진 음식을 아주 좋아했다.
- 커피 종류는 다 좋아해 많이 먹는 편이었다.
- 요구르트와 우유는 싫어해 먹지 않았다.
- 채소와 과일을 싫어해 잘 먹지 않았다.
- 짜고 단 비스킷 종류를 좋아해 간식으로 자주 먹었다.
- 흰 쌀밥에 탕 종류를 좋아하고 콩을 싫어했다.
- 길거리에서 비위생적인 식품을 자주 사 먹었다.

- 건강식품은 흔한 비타민C조차 먹지 않았다.
- 1년 내내 목욕은 물론 샤워 등 씻는 것을 싫어했다.
- 심한 변비로 인해 치질이 심했다.
- 내시경을 하지 않고 엑스레이 찍는 것이 전부였다.
- 일에만 열중하고 휴식을 모르고 살았다.
- 걷기 싫어하고, 운동도 안 하는 편이었다.
- 땀 흘리는 것을 싫어했다.
- 햇빛을 싫어했다.
- 술만 먹으면 담배 몇 갑을 피울 정도로 줄담배였다.
- 고집불통의 완벽주의자에다 성취욕이 강하고 모난 성격이었다.
- 다혈질의 날카롭고, 반 신경질적으로 스트레스가 아주 심했다.
- 주변 사람들과 자주 다퉈 갈등이 심했다.
- 웃는 날이 드물 정도로 웃음이 거의 없었다.
- 신경이 예민하고 매일 긴장 속에서 살다 보니 식은땀을 잘 흘리고 불면증에 시달렸다.

❷ 나쁜 습관이 불러일으키는 각종 부족 현상

- 물 부족
- 식이섬유 섭취 부족
- 건강식품 섭취 부족

- 운동 부족
- 웃음 부족
- 산소 부족
- 휴식 부족
- 청결 · 위생 부족
- 목욕 부족
- 온화력 부족
- 스트레스 대처능력 부족
- 취미생활 부족
- 햇빛 부족
- 각종 비타민 부족

두 가지 암을 극복하게 한 건강한 생활습관

❶ 매일의 건강한 식습관 여섯 가지

- 싱겁게 먹는 습관

요리할 때 가능하면 간장 대신 식초를 사용해 간을 맞추고, 만두나 전 등을 먹을 때는 간장을 찍어 먹지 않는다. 달걀프라이나 콩국수를 먹을 때도 소금을 넣지 않고 먹으며 탕 종류는 가급적 피한다. 김치도 꼭 물에 씻어 먹을 정도로 싱겁게 먹는 습관으로 길들여졌다.

• 달지 않게 먹는 습관

음식 만들 때 설탕 대신 꼭 꿀을 사용한다. 인슐린 분비를 줄여주기 때문이다. 그리고 외식할 때 즐겨 먹는 대중적인 음식인 짜장면은 설탕·소금·조미료 범벅이기 때문에 가급적 적게 먹는다. 또 사탕은 거의 먹지 않고 음료나 초콜릿은 자제하는 편이다.

• 외식을 적게 하고 집밥이나 도시락을 먹는 습관

거칠고 담백한 맛이지만, 영양 성분이 골고루 포함된 정성 들인 집밥을 먹는다. 점심도 특별한 모임 외에는 도시락을 싸갈 정도로 외식을 적게 한다. 외식은 기름지고, 맵고, 짜고, 달고, 자극적이고, 화학조미료가 많이 들어가 좋지 않다.

외식할 수밖에 없는 환경이라면 영양사가 있는 구내식당을 이용하면 영양사가 한 끼 영양을 고려해 식단을 구성하기 때문에 영양 균형을 챙길 수 있다.

• 음료와 커피 대신 물 2리터 이상 먹는 습관

보통 갈증이 나면 습관적으로 물 대신 음료를 찾는데, 이것은 나쁜 습관으로 몸에 좋지 않은 음료나 커피는 자제한다. 그 대신 생수를 마신다. 아침에 일어나자마자 효소물을 시작으로, 저녁 이후 취침 전까지 하루 2리터 이상의 물을 차를 타서 습관적으로 마시고 있다.

• 소식하는 습관

밥은 찻잔 1컵 분량의 잡곡 위주의 소식으로 매일 생선을 포함해 가짓수 많은 반찬을 많이 먹고 그 대신 식사 중간 중간에 위나 장에 좋은 항암식품인 감자 · 고구마 등의 간식을 먹는 습관을 지금까지 계속 유지하고 있다.

• 찬 음식 배제하는 습관

몸을 차갑게 하거나 찬 음식은 소화력을 떨어뜨리고, 체온을 떨어뜨려 면역력을 저하시킨다. 그래서 찬 아이스크림은 잘 먹지 않고, 냉장고에서 꺼낸 과일조차도 전자레인지에 데워서 먹는다. 대부분의 병은 체온이 낮아지는 냉증에서 잘 걸린다.

❷ 매일의 건강한 배변습관 세 가지

• 기상 후 화장실로 직행하는 습관

변비라고 해서 너무 힘주어 변을 보는 습관을 가지면 나중에 변실금에 걸린다. 나는 평소 물과 식이섬유를 충분히 섭취하고, 아침에 일어나자마자 효소물 한 잔을 들이키고는 화장실로 직행

한다. 어떤 날은 두 번 볼일을 볼 정도로 아주 수월히 규칙적으로 쾌변을 본다.

• 식후에 커피 대신 과일 먹는 습관

보통 사람은 식후에 단것이 먹고 싶거나 커피향이 생각나 커피를 즐겨 찾는다. 나는 밥 먹고 나자마자 달고 향긋한 과일이 생각날 정도로 과일을 좋아한다. 그래서 소식하는 대신 여러 가지 과일로 배를 채운다. 과일에는 식이섬유와 비타민C, 베타카로틴, 피토케미컬 등 좋은 성분이 많이 들어 있다.

• 끼니마다 식이섬유가 많은 채소 먹는 습관

각종 푸성귀 등의 식이섬유는 많이 먹을수록 장내 세균이 활성화되고, 배변이 촉진되어 쾌변이 가능해진다. 내 경우 텃밭에서 키운 채소가 1년 내내 끊이질 않는데, 봄에는 봄동, 상추, 부추부터 여름·가을에는 호박잎, 겨울에는 무청시래기 요리와 배추쌈을 끼니마다 즐겨 먹는다.

❸ 매일의 건강한 쾌면 습관 네 가지

• 낮잠 대신 토막 밤잠 자는 습관

낮잠은 보약만큼 좋다고 하는데, 내 경우 토막 밤잠을 즐긴다.

저녁 먹은 후 TV를 보다가 토막 밤잠을 10분에서 길게는 40분 정도 매일 잔다. 그리고 깨어나서 12시 반까지 책이나 신문을 보고, 글을 쓰기도 한다. 이때가 집중도가 가장 높다. 나이 들수록 머리를 써야 치매 예방에 좋다.

• 취침 전 샤워하는 습관

매일 취침 전 샤워하는 습관을 계속 유지하고 있다. 샤워는 그날 하루 몸의 오염물질을 씻어낼 뿐만 아니라 피로회복에 좋고 특히 숙면에 도움을 준다. 또 몸을 따뜻하게 함으로써 저항력, 면역력을 높여주고 저체온증을 막을 수 있다.

• 취침 직전 운동과 몸 이완시키는 습관

보통 12시 약간 넘어 취침하는데, 취침 직전에 발끝 부딪치기를 수백 번 빠르게 한다. 그러고 나서 드러누운 상태로 팔과 다리를 들고서 계속 털듯이 흔들어 못 견딜 만큼 해주다가 갑자기 확 내려놓아 몸을 이완시키는 습관을 들였다. 이렇게 하면 쉽게 잠에 빠져들 수 있다.

• 상추와 대추 먹는 습관

90세를 넘긴 부모님은 상추와 대추를 즐겨 드시는 건강 습관이 있으시다. 나는 이 좋은 습관을 이어받았다. 상추는 텃밭에서 키워 먹고, 대추는 여러 그루를 직접 심어 이것을 따서 주머니에 넣고 다니면서 먹거나 대추차로 해서 즐겨 먹는다. 상추와 대추에는 숙면과 불면해소에 도움을 주는 성분이 들어 있다.

❹ 자연과 가까이 하는 주말 건강 습관

• 매주 산림행의 습관

수술 후 얼마 지나지 않아서부터 한동안은 서울 근처에 있는 산이란 산은 모두 다 훑고 다녔다. 지금도 주말 산행 모임이 있으면 꼭 참가할 정도로 산을 즐겨 찾는다. 많은 사람들이 산을 찾는 이유는, 가득한 초록 푸름과 피톤치드의 상쾌함, 좋은 공기와 시원한 바람이 불어 힐링 받는 느낌 때문일 것이다. 암 환자들이 산을 찾는 이유는 산림치유 때문이다. 말기암 환자들이 산이나 숲에서 회복해 건강하게 지내는 사례를 종종 보기도 한다.

• 매주 4도 3농의 습관

나는 4도 3농, 즉 4일은 도심에서, 주말을 낀 3일은 농부로 변신하여 촌에서 자연 친화적으로 보내는 건강습관을 10년 넘게 유지하고 있다. 자연을 멀리하는 문명세상에서는 암세포를 만들거나 키우는 활성산소 · 저산소증 · 저체온증 · 스트레스 이 네 가지를 줄이거나 차단하기가 힘들다. 그래서 단 하루든 며칠이든 시간이 날 때마다 도시를 떠나 촌이나 자연에서 자주 생활하는 습관을 들였다. 그러면 이 네 가지가 차단되어 자연히 건강해질 수밖에 없다.

❺ 매달 목욕탕이나 온천에 가는 건강 습관

• 매달 목욕탕에 가는 습관

뜨거운 물이 담긴 탕에 몸을 담그면 혈액순환이 빨라져 몸의 기능이 활성화되어 면역력이 높아진다. 또 몸속의 독소 등 노폐물 찌꺼기인 땀의 배출이 원활해진다.

암은 냉증에서 잘 걸린다. 즉 암은 열에 약하므로 체열을 높여야 암을 예방하고 치료할 수 있다. 때문에 최소 매달 한두 번은 탕에 몸을 담가 주어야 한다. 특히 샤워나 목욕 등을 생활화하여 체온을 높여야 면역력이 높아져 암에 걸리지 않는 신체를 만들 수 있다.

• 매달 온천에 가는 습관

목욕탕 외에 분위기를 바꿔 몸과 마음을 치유하는 경치 좋은 야외온천 이용도 고려해볼 만하다. 목욕물과 달리 온천에는 광물질이 많이 포함되어 있다. 온천물에는 다양한 화학성분이 들어 있어 여러 가지 효능을 나타내기 때문이다. 또 유황온천의 경우 비록 달걀 썩은 고약한 냄새가 나긴 하지만 피부병과 신경통, 류머티즘 환자에겐 좋은 효과가 있다.

❻ 매년 치유여행이나 정기 검진을 받는 건강 습관

• 매년 치유 여행을 가는 습관

매년 연말에 각 절마다 특색 있게 운영하는 템플스테이를 통해 사색과 자기 성찰의 시간을 가진다. 또 해돋이 여행을 가서 건강 테스트 겸 1년을 반성하고 새해의 각오를 다지는 의미 있는 여행을 하기도 하며, 호텔 패키지로 1박 2일 동안 푹 쉬는 여행을 하여 몸과 마음을 이완하고 심신의 피로를 풀기도 한다. 이처럼 기분 전환용 치유 여행을 가는 습관을 들이고 있다.

• 매년 정기검진을 받는 건강 습관

보통 건강한 사람이 건강 검진을 정기적으로 받는다는 것은 쉬운 일이 아니다. 여러 가지 제한된 여건으로 차일피일 미루는 경우가 대부분이다. 하지만 만일 암에 걸렸다면, 그에 따른 의료비, 가족의 간병비 등 정신적·경제적인 손실이 많이 발생할 것이다. 이것을 감안하면 건강검진을 받는 편이 득실 면에서 유리하다. 1년에 하루, 이틀 건강검진을 받는 건강습관을 가지면 이런 부분을 상당 부분 커버할 수 있다.

나는 필수 검사를 대학종합병원 가정의학과를 통해 받는다. 이렇게 정기적으로 건강검진을 받는 건강습관을 유지해 지금까지 건강하게 지내고 있다.

PART 2

암 환자에게 꼭 필요한 암 환경 지식

건강과 관련된 각종 적정량과 특징

- **햇빛 :** 하루 20~30분 정도 적당량 햇볕을 쪼이면 암세포가 죽고 저항력을 길러주는 T-임파구가 강해진다. 햇빛에 의한 질병 억제 효과를 얻으려면 최소한 일주일에 세 번은 햇볕을 쬐어야 한다.

- **물 :** 하루 섭취량은 2리터로, 물이 부족하면 암과 인플루엔자 등 질병 감염률이 높아진다. 건강하고 좋은 물이란, 칼슘 · 마그네슘 · 칼륨 · 실리카 4가지 성분이 균형 있게 녹아있는 물을 말한다.

- **방사선 :** 허용 기준은 일본 후쿠시마 피난 기준, 가고시마 대피 기준인 연간 피폭선량 20밀리시버트이다. 현대인은 자연방사선을 받으며 살고 있고, 상당한 양의 의료 방사선에 노출되어 암 발병 위험이 커졌다.

- **휴대 전화 :** 유해한 전자파가 나오므로 하루 통화시간을 30분 이하로 제한하는 것이 좋다. WHO 산하 국제암연구소는 휴대 전화를 매일 30분씩 10년 이상 장기간 사용한 사람의 뇌종양 발생 가능성이 그렇지 않은 사람보다 약 40% 가량 높을 수 있다고 발표했다.

- **수면 시간 :** 하루 7~8시간이 적당하다. 수면 시간이 사망률에 결정적인 영향을 미친다. 하루 7~8시간 자는 사람이 너무 많이 자거나 적게 자는 사람보다 사망률이 낮았다.

- **트랜스지방산 :** WHO는 성인 한 명당 하루 섭취량을 2.2g으로 제한했다. 암을 유발하는 공포의 트랜스지방으로는 정제된 식물성 기름, 마요네즈, 샐러드용 드레싱, 마가린, 쇼팅유 등이 있다. 가급적 먹지 않는 것이 좋다.

- **콜레스테롤 :** 총콜레스테롤 정상수치는 240mg/dL이다. 우리 몸 유지에 꼭 필요한 성분이지만, 정상 수치보다 높을 때는 각종 성인병 및 동맥경화를 일으킨다.

- **카페인 :** 1일 권장량 400mg으로 인스턴트 커피 5잔에 해당한다. 카페인을 많이 섭취하면 혈압이 높아지고 흥분·불안 증세와 수면을 방해하므로 적게 먹어야 한다.

- **식이섬유 :** 1,000kcal 섭취 시 12g이 권장량이다. 식이섬유는 발암물질·지방·중금속 등의 유해물질을 흡착하고, 변비가 개선된다. 또 비타민, 미네랄을 함유해 면역력을 높여준다.

- **칼륨 :** 1일 권장섭취량은 남녀 모두 4.7g으로, 칼륨은 뇌의 기능을 좋게 하고 칼륨 결핍은 뇌압의 원인이 된다. 채소류와 과일류에 칼륨이 많이 들어 있다.

- **칼슘 :** 1일 권장섭취량은 남성 700mg, 여성 800mg으로 인체에 가장 많은 무기질이며, 인체 골격을 이루는 주재료다. 골다공증 예방에 좋으며, 우유, 작은 생선, 육류, 시금치 등 채소류, 미역 등으로 섭취할 수 있다.

- **비타민C :** 1일 권장량 80~100mg으로 면역증강, 활성산소약화, 발암물질억제 등의 작용을 한다. 비타민C 부족은 감기, 괴혈병, 식도암, 위암, 췌장암, 장암 등을 일으키기 쉽다.

- **비타민D :** 하루 권장량 30ng/mL이나 600IU으로 비타민D가 부족하면 뼈가 약해지고, 골다공증, 치매와 암 발생과 밀접해 전립선암, 대장암, 유방암, 식도암 발병위험을 높인다.

- **치약파라벤 :** 하루 기준치 0.2% 이내로 치약에 들어 있는 파라벤 성분은 미생물의 성장을 억제시키는 보존제인데, 암 발병률을 높여 인체에 유해하다. 매일 이를 닦는 만큼, 아침이나 저녁 한 번은 소

금으로 이 닦는 것이 건강에 유익하다.

• **철분 :** 성인 하루 권장 섭취량은 10~12mg으로 철분이 부족하면 면역세포의 살균능력 저하로 면역력이 떨어져 각종 질병에 취약해진다.

• **설탕 :** 하루 섭취 기준은 61g, WHO 기준은 50g이다. 설탕은 종양세포가 가장 좋아하는 에너지 공급원 중 하나로 많이 섭취하면 암이나 뇌졸중, 당뇨 등 성인병의 위험이 높아지고, 특히 유방암 발병 가능성이 높아진다.

• **나트륨 :** 하루 10g 이하를 섭취 권고하고 있으며, WHO에서도 성인 1일 섭취량 5g을 권고하고 있다. 짠 것을 지속적으로 많이 먹었을 때 나트륨의 유해성은 뇌졸중, 동맥경화, 고혈압, 위암, 식도암으로 나타난다.

• **마늘 :** 생마늘은 하루 1쪽, 익힌 마늘은 하루 성인 기준 4~6쪽이 표준량이다. 미국 국립 암연구소가 선정한 항암식품 가운데 마늘이 1위일 정도로 강력한 자연 항암제이며 항암식품이다.

• **은행 :** 하루 4~7알 정도가 섭취에 적당하다. 은행에는 계절적으로 맹독성 청산화합물이 생성되므로 날로 먹거나 한꺼번에 많이 먹어선 안 된다. 은행의 효능은 몸속의 독과 유해산소를 없애고 기침을 멎게 하고, 가래를 없애 준다.

암이 좋아하는 조건과 싫어하는 조건

암이 좋아하는 조건

- 저산소
- 배기가스
- 방사선
- 트랜스지방
- 급한 성격
- 담배(연기)
- 라돈
- 불에 탄 것
- 튀긴 음식
- 흰 쌀밥
- 차가운 것
- 저체온
- 과식
- 햇빛(자외선)
- 설탕 등 단 것
- 젓갈 등 짠 음식
- 항생제 등 양약 성분
- 땀 흘리지 않는 것
- 포름알데히드
- 전자파
- 공장 매연
- 식품첨가제
- 활성산소
- 불면
- 석면
- 술
- 벤젠
- 익힌 음식
- 벤조피렌
- 스트레스

- 포화지방
- 과로
- 패스트푸드
- 고기류
- 과체중

암이 싫어하는 조건

- 풍부한 산소
- 따뜻한 것
- 고체온
- 숙면
- 소식
- 미네랄
- 소화효소 많은 음식
- 침 섞인 음식
- 느긋한 성격
- 적당량 햇빛
- 콩 재료의 음식
- 땀 흘리는 것
- 잡곡밥
- 휴식
- 채소·과일류
- 웃고 감사하는 것
- 마늘
- 수수
- 충분한 양의 비타민류

암 발생 부위에 따른 암 표현 명칭

- **원발 암 :** 기존의 암세포가 동일 부위, 또는 조직 해부학적 형태가 다른 암세포가 다른 부위에 처음 생긴 암이다. 원발 암을 기존 암이라고도 한다.

• **재발 암 :** 원발 암이 발생했던 곳, 또는 매우 가까운 곳에 같은 암이 다시 생기는 것이다. 보통 암 환자 10명 중 3명이 재발한다.

• **전이 암 :** 원발 암이 원래 위치에서 혈관을 타고 먼 곳까지 전이되어, 다른 부위에 발생하는 암이다.

• **잔존 암 :** 수술 후에도 미세하게 남아있는 암을 말한다.

• **2차 암 :** 암을 처음 진단받고 모든 치료가 끝난 뒤 처음에 발생한 암과는 무관하게 새롭게 발생하는 암이다. 즉 2차 암은 원발 암과는 전혀 무관하게, 다른 부위에 다른 성격을 가진 암세포가 발생한다. 그래서 원발 암 추적만으로는 2차 암을 예방하거나 발견할 수가 없다.
또한 2차 암은 원발 암에서 전이가 아닌 다른 암이 2개, 그 이상 보통 5개까지 생길 수가 있는데 이것을 다 통칭해서 2차 암이라고 한다. 3차 암, 4차 암이란 표현은 쓰지 않는다.

암 기수가 3~4기라고 해서 말기는 아니다

폐암의 경우, 종양 크기가 3cm 이하면 1기에 속한다. 암세포가 종양 주위의 임파선에 국소적으로 번지면 2기라고 진단한다. 한 단계 더 나아가 암세포가 임파선뿐만 아니라 쇄골상부 등 가슴 전체에 퍼져 있으면 3기에 속한다. 이 단계를 지나서 암이 간이나 뇌, 뼈 등 다른 장기로 전이되면 4기 즉 말기로 진단한다.

말기에 접어든 뒤 여러 장기가 기능을 잃는 시기가 온다. 환자가 대략 2주~한 달 이내 세상을 떠난다는 신호로 임종 단계다. 말기 환자는 100명 중 95명이 10주 이내에 사망한다.

예전엔 3~4기만 되어도 말기인 줄 알았다. 그러나 요즘은 의학이 발달해 3~4기에도 완치되는 경우가 드물지 않다. 3~4기에도 거뜬히 낫는 사람들이 많아졌다. 그러므로 이 시기는 말기가 아니다. 말기는 4기를 훌쩍 지나 더 이상 수술을 할 수도 없고, 항암제도 듣지 않아 전신이 쇠약해지는 시기다. 시중에 말기 암 환자가 완치됐다는 광고를 종종 보게 되는데, 그건 말기가 아니라 3~4기에 나았다는 이야기로 보면 된다.

5년 생존율·10년 생존율·20년 생존율

'5년 생존율' 하니까, 일부 환자들은 수술을 받아도 5년 밖에 못 산다는 이야기냐고 묻는데, 나도 처음에는 이렇게 오해를 했다. 그 정확한 의미는 5년을 넘어서면 암이 재발할 확률이 거의 없어져 완치됐다고 판단할 수 있는 기준이 된다는 뜻이다.

그러나 갑상선암의 경우 5년 생존율은 무의미하다. 치료를 받은 대부분의 환자가 5년 이내에 숨지는 경우는 드물기 때문이다. 또 갑상선암은 재발해 완치가 안 되더라도 10년이나 20년 이상 생존할 가능성이 높다. 그래서 갑상선암의 경우는 '10년 생존율'이나 '20년 생존율'이 사용된다. 보통 말하는 5년 생존율은, 요컨대 5년이 지나서 본인이 아직 살아 있다면 그 당시의 외과 수술이나 방사선으로 암 조직이 완전히 괴멸되었다고 하는 하나의 기준인 것이다. 의사 측에서 보면 사후 예측에 사용할 수 있지만, 60%라 하더라도 자신이 5년 후에 60%에 포함되어서 살게 될 지 아니면 40% 쪽에 해당되어 죽게 될는지는 예측할 수 없다. 그리고 암에 걸리지 않았다 하더라도 5년 생존율이 100%인 사람은 없으며, 90세의 노인이라면 5년 생존율이 불혹의 암 환자보다 낮을지도 모른다.

병리상태보고서·조직검사보고서

암 환자는 수술 후에 담당 의사에게 병리상태보고서(Pathological Report)와 조직검사보고서(Microscopic Diagnosis)를 요구해서 자신의 병에 대해 정확히 파악하는 것이 좋다. 병리상태보고서의 경우 별(*) 표시가 많을수록 상태가 안 좋은 것이고 예후도 좋지 않다. 그러나 임파절 등에 전이가 안 된 상황이라면 크게 우려하지 않아도 된다.

환자는 자기 자신의 병소와 크기, 상태 등을 잘 알고 있어야 앞으로의 치료에 대비할 수 있다. 감기 등으로 지역 동네 병원에 갈 때, 이 소견서를 가지고 가면 약 처방 때 항암제와의 혼용 시 부작용이 될 만한 약은 미리 빼고 처방할 수 있어 만약의 위험에 대처할 수 있다. 또 해외여행을 할 때에도 요긴하게 쓰인다.

그리고 조직검사보고서도 요구해야 한다. 이것은 수술 후의 조직을 검사한 보고서인데 보통 수술 후 7일에서 10일 사이에 나온다. 수술로 종양을 제거한 후에, 제거한 종양을 다시 병리검사를 하여 암세포가 점막까지인지 근육층, 장기외부막, 임파절까지 침범했는지를 판단하는 암의 최종 진단이다. 이 보고서 결과를 바탕으로 다음 치료법을 결정하기 때문에 반드시 수술 후 조직검사보고서 내용을 파악하는 것이 중요하다.

병리상태보고서

Pathological Report

환자 번호 : 주민등록번호 : 병실 :

◎ 처방 시간 : 접수시간 : 진료과 :

◈ Organ and tissue received :

(1) Sigmoid colon

◈ Pathological Findings an Diagnosis

• Diagnosis

AdenocarePinoma poorly differentiated sigmoid colon. Segmental resection.

a) gioss type 早期病 Ⅰ Ⅱa Ⅱb Ⅱc Ⅲ 혼합형

∗ 進行病 Ⅰ Ⅱ Ⅲ Ⅳ Ⅴ 중간형

b) sitc : cecum ascending hepatic flexure transverse splenic descending *

sigmoid rectosigmoid rectum (a b) anus

c) size : 5.0 x 4.0 cm

d) histologic type :

(∗) adenocarcinoma

( ) mucinous adenocarcinoma

( ) signet ring cell carcinoma

( ) squamous cell carcinoma

( ) adenosquamous cell carcinoma

( ) undifferentiated carcinoma

( ) unclassified carcinoma

j) lymphatic invasion : ∗ _ + ++ +++

k) vein invasion : ∗ _ + ++ +++

l) perincural invasion : ∗ _ + ++ +++

m) lymph node metastasis : 0/7

c) differentiation

( ) well (∗) modl (∗ ∗) poor

n) Dukes-Astler & Coller : B2

f) depth of invasion

m sm pm ss(al) se(a2) si(ai)

o) stromal reaction :

fibrosis : _ +++ +++

단핵구 : _ +* ++ +++

g) growth pattern :

( ) expanding ()

(∗) expanding and infiltrative()

( ) infiltrative()

(∗) curative ( ) noncurative

p) resected margin :

ow : 11.0cm aw : 4.5cm

q) preneoplastic lesion : unknown

r) type of surgery

◈ Date on Report & Pathologist

Date on Report

Pathologist

장유착(장협착)과 덤핑증후군

장유착 즉, 장협착은 위밴드 수술을 포함해 소화기 계통의 수술을 받은 환자에게서 잘 생기는 합병증이다. 장유착이란, 일단 배를 개복하면 뱃속으로 공기가 들어가서, 또 남은 흉터 때문에, 장끼리 붙거나 괴사가 일어나 장이 막히는 것이다. 주로 수술 뒤 1년 안에 생기지만 특별히 5~10년 후에 생길 수도 있다.

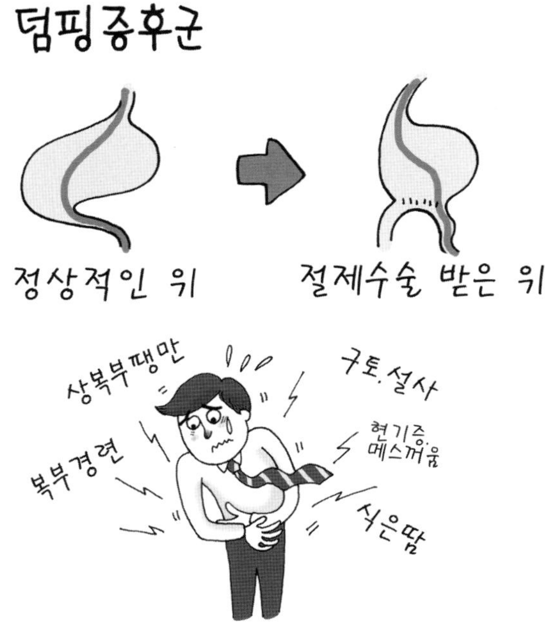

그리고 장유착 외에 위암 환자에게서 나타날 수 있는 합병증으로 덤핑증후군을 들 수 있다. 덤핑증후군은 위의 일부 또는 전체를 절제하는 수술을 받은 환자에게서 흔히 볼 수 있는 증상이다. 위의 용량이 적어지기 때문에 소화되지 않은 고농도의 음식물이 급격히 장으로 쏟아져 내려가기 때문에 생긴다. 보통 식후 15~30분에 나타나는데 상복부팽만, 복부경련, 구토 또는 설사 등의 위장증상과 열이 나거나 현기증, 맥박수 증가, 혼수상태 등의 증상을 보일 수 있다. 또 식후 약 두 시간 후에는 저혈당으로 인한 허기, 메스꺼움, 불안, 경련, 식은땀, 무기력감 등이 나타날 수도 있다.

이런 자세한 내용을 의사들은 환자에게 잘 알려주지 않아, 환자들은 뭐 또 다른 병이 있나 걱정하는 경우가 많다.

화학요법의 효과와 항암제의 효능

그동안 암치료를 위해 사용해 온 화학 약물 요법제들은 그 약효와 비례하여 부작용이 나타나거나 독성이 매우 심각하여 항암제로서의 본래의 기능을 수행하는 데 문제가 있다. 또한 화학요법은 아직까지 30%의 효과밖에 거두지 못하고 있는 실정이다. 어떤 암이든지 세포는 균등질이 아니다. 여러 세포가 있으며, 그에 따른 성장률이 각기 다르고, 각 화학요법에 대한 반응도 저마다 다르다. 그래서 한쪽 세포에서는 반응하여 없어져도, 다른 세포에서는 점점 더 커질 수도 있기 때문에 치료하기가 힘들다.

현재까지 항암제로서 많은 유효 물질들이 연구 개발, 상품화되고 있지만, 아직 암을 완전히 퇴치할 수 있는 항암제는 개발되지 않고 있다. 만일 가능성이 30%라고 한다면 이는 완치가 아닌 완전 관해(암세포가 육안으로 완전히 사라질 확률)와 부분 관해(원래보다 조금이라도 줄어드는 확률), 그리고 정지(더 이상 자라지 않고 그대로 있는 확률) 이 세 가지를 모두 포함한 수치이다. 그래서 일부에서는 병원에서의 항암치료를 외롭고 길고 긴 투쟁이라는 격한 표현을 쓰고 있다.

수술·방사선·화학요법과 경구용 항암제의 부작용 증상

수술 · 방사선 · 화학요법 등의 부작용 증상을 보면 백혈구 · 적혈구 · 혈소판의 감소 등 골수 조혈 기능의 부작용과 메스꺼움, 신장 기능 장애, 구내염, 피부변화, 청력 장애, 홍반, 손발 저림, 구토, 복통, 설사, 구강점막 궤양, 식욕부진, 간 기능 장애, 심장혈관장애, 두통,

어지러움, 탈모, 체중감소, 식욕부진, 근육통, 몸살 기운, 식은땀, 혈구감소증 등의 다양한 증상이 나타난다.

또한 경구용 항암제는 FDA에서 공인되지 않은 약이다. 간혹 경구용 항암제를 복용하고 나서 효과가 있는 환자가 있기 때문에 투여하는 것이지 암을 치료하는 약은 아니다. 경구용 항암제도 부작용이 있다. 빈혈, 소화기 궤양, 백혈구 하강, 출혈 변비, 약물성 간염 등의 다양한 증상이 수반될 수 있다.

항암면역요법에 쓰이는 면역증강제

대체요법은 약효를 밝혀내고 그 약효가 있는 부분만을 추출해서 체내에 대량으로 투여하는 방법이다. 현대의학의 발상하고는 전혀 다른 것이지만, 대체요법으로 암을 고치는 경우가 더러 있다. 그것은 그 사람의 암에 특정한 요법이 꼭 맞아 떨어지는 경우이다. 즉 그 사람이 그 암에 요행히도 마침 딱 들어맞는 때만이 가능한 것이지, 대체요법이 언제나 암에 효과가 있다고 생각하는 것은 잘못이다. 마치 복권에 당첨되는 것만큼 확률이 매우 낮다.

암 관련 인터넷 사이트에 들어가 보면, 기적의 치료법을 찾아 헤매는 암 환자와 그 가족들의 사연, 그리고 상업적인 교묘한 광고까지 무수히 올라와 있다. 여기에 대응하는 치료법이란 것이 바로 인체의 면역기능을 증가시켜 암세포를 죽이거나 성장을 억제하는 치료법, 즉 항암면역요법이다.

항암면역요법에 쓰이는 면역증강제 중 대표적인 것은 아가리쿠스 버섯, 상황버섯, 송이버섯, 동충하초, 미슬토(겨우살이, 상기생) 등으로 한 번쯤 들어봄직한 것들이다. 부작용 없이 면역 기능만으로 암을 퇴치한다는 이론적인 것만 본다면 세간의 이목을 끌기에 충분하지만 아직까지 시원스런 효과를 내지 못하고 있다. 이러한 면역증강제를 먹고 안 먹고는 환자 각자의 몫이다.

내 경우는 암투병 중에 겨우살이를 달여서 먹었다. 암 극복에 도움이 되는 면역증강제 중 대표적인 겨우살이는 아주 강력한 항암식물의 하나로 알려져 있다. 독일 등 유럽에서는 암 치료에 아주 탁월한 효과가 있는 식물로 겨우살이를 꼽고 있다. 겨우살이는 옛 선조부터 초자연적인 힘이 있는 것으로 믿어온 식물이며, 동서양 막론하고 온갖 병을 고치는 장생불사의 능력이 있는 독성이 거의없는 신성한 식물로 여겨왔다. 우리나라에서도 민간에서 겨우살이를 달여서 먹고 위암 등 여러 가지 암을 치유한 사례들이 종종 있다.

병원에서 갓 퇴원한 암 환자의 식이요법

스탠포드 대학의 건강 회보에는 암 환자들의 열악한 영양 섭취, 운동 부족, 좋지 않은 일반적인 생활 습관 등이 암으로 인한 조기 사망 원인의 대부분을 차지하고 있고, 특히 열악한 영양 섭취의 비중이 크다고 했다. 그래서 이것들을 얼마나 잘 조절하느냐에 따라 건강회복의 기대치가 높아진다고 하겠다.

암 환자의 몸은 암을 이기는 데 필요한 최상의 영양 공급을 원한다. 음식 섭취와 영양 공급 습관은 건강을 되찾는 데 매우 큰 도움을 주므로, 입원 기간 동안 지쳐있을 암 환자에게는 각별히 영양에 신경을 써주어야 한다. 그러기 위해선 다음 세 가지를 지켜야 한다.

첫째, 정상 체중을 유지할 수 있도록 칼로리가 충분한 식사를 해야 한다.

둘째, 주로 저지방과 식물성 단백질 섭취에 중점을 두고 식이요법을 행하여 환자 몸속 에너지를 높이고 기력을 유지할 수 있도록 해야 한다.

셋째, 가공되지 않은, 가능한 자연 상태에 가까운 최상의 음식을 먹어야 하며, 따라서 질도 꼼꼼히 따져보아야 한다.

병원에서 갓 퇴원한 환자일수록 이 세 가지를 잘 지켜 암을 이길 수 있는 힘을 길러야 한다. 그러나 이 세 가지를 지키는 것이 말처럼 쉽지는 않다. 그래도 암을 이기기 위해서는 환자와 보호자, 가족 모두가 신경을 써야 한다.

건강을 위한 식단, 환자를 위한 식단

"동물성 식품을 일절 배제한 식생활, 바람직한가? 바람직하지 않은가?"

채소·육류 다 좋은 식품이지만, 질과 양 그리고 시기적으로 어떻게 먹느냐가 보다 중요한 문제이다. 둘 다 질로 논하자면, 우선 채소에는 농약이 들어가지 말아야 하고, 육류도 사료에 항생제 등 유해한 첨가물이 들어가지 않은 것이 좋다. 순환하면 그것들은 결국우리 몸으로 들어오기 때문이다. 그리고 전통적인 영양교육에서 권장하는 건전한 식생활은 여러 가지 식품을 골고루 섭취하는 것, 즉 편식하지 않는 것이다.

건강식을 특정한 식품 종류로 국한하는 것은 옳지 않다. 동·식물성 식품을 골고루 적절하게 섭취하는 것이 훌륭한 건강식이다. 다만, 쇠고기 등 육류는 적게 먹는 것이 좋다. 우리가 먹는 소·돼지·닭 등의 육류는 가축병을 막기 위해 항생제를 투여하여 오염되어 있다. 또 가축의 사료엔 가축의 몸무게를 증가시키는 성장촉진 호르몬도 들어가 있어 안전하지 않다.

어느 대학에서는 닭고기가 전립선암에 걸리게 한다는 연구결과를 발표했다. 양계업자들이 닭을 키울 때 닭의 성장촉진제로 엄청난 양의 비소화합물을 첨가하는데, 이것이 전립선암을 증가시킨다는 것이다. 그러므로 전립선암에 걸려있거나, 앞으로 전립선암에 걸리고 싶지 않다면 닭고기를 아주 적게 먹거나 먹지 말아야 한다.

그러나 수술 환자나 암 환자는 수술 후 손상된 세포를 회복해야 하며, 항암치료로 체력이 많이 소모되기 때문에 단백질 섭취는 필수적이다. 특히 장기간 힘든 항암치료를 받았을 때 회복과 면역력 유지, 세균 감염 방지 등을 위해서는 단백질이 꼭 필요하다. 특히 단백질 주공급원이 고기이기 때문에 단백질 보충을 위해서라도 환자에게 고기는 필수다. 단백질을 보충해 주지 않으면 암세포가 우선적으로 환자의 몸에서 단백질을 보충하려고 하기 때문에 환자의 몸 상태가 급격히 악화될 수 있다.

문제는 암 환자의 절반 이상이 식욕부진으로 음식을 못 먹는다는 것이다. 이 경우엔 조금씩 자주 먹게 하고 아침에 많이 먹는 방법으로 해결할 수 있다. 그렇다고 안 먹던 보신탕이나 너무 기름진 음식은 환자의 소화상태나 체질에 맞지 않아 역효과를 낼 수 있으므로 평소에 잘 먹던 고기나 생선으로 보충을 시켜주든지, 그것도 맞지 않으면 사골국물에 단백질이 많으므로 이것으로 보충시켜 주어야 한다.

이론상으로는 채소류를 여러 가지 잘 조합해 먹으면 식물성 단백질로도 동물성 단백질 못지않은 효과를 낼 수 있지만, 일반인은 물론 환자가 이같이 챙겨 먹는 것은 현실적으로 어렵다. 이 때문에 식품영양학에서는 단백질의 3분의 1 정도는 동물에서 섭취하라고 권하고 있다.

특히 성장기의 어린이, 수험생, 노인, 수술 후 퇴원한 환자들은 생선과 육류 등을 지나치지 않을 정도로 먹어야 한다. 특히 붉은 고기에는 철분이 많이 들어 있는데 너무 편식을 해 철분이 부족하면 컨디션이 떨어지고 몸의 기능이 저하될 수 있다. 환자의 경우 면역력이 저하되면 몸이 급격히 악화되어 치명적일 수도 있기 때문에 이 경우 인위적으로 철분약으로 보충을 해주든가, 철분이 많은 음식으로 보충을 해주어 빈혈이 발생하지 않도록 예방을 해야 한다.

그러나 내시경실에서 만난 5년 넘은 암 환자들은 거의가 다 고기를 먹지 않는다고 했다. 그들은 고기 냄새조차도 싫다고 했는데, 그 이유는 혈액 항암치료나 경구용 항암제를 먹기 때문에 스킨로션 냄새부터 담배 냄새, 자동차 배출가스 냄새 등 각종 냄새에 민감해졌기 때문이다. 즉 각종 냄새 자체가 참기 힘들 정도로 역겨워져 고기 냄새도 자연히 싫어지는 것이다. 또한 환자들 사이에서는 통념적으로 고기를 먹으면 몸에 나쁘다고 해서 안 먹다 보니, 고기도 먹어 본 사람이 먹는다고 나중에는 자연적으로 멀어진 것도 있다. 그리고 상대적으로 채소를 많이 먹다 보니 채소가 입맛에 붙어 이것이 익숙하고 맛있게 된 것뿐이다.

따라서 동물성 식품 위주의 식생활을 하는 사람에게는 채식이 건강식이 될 수 있으므로 채소는 3분의 1 정도 늘리고, 육류는 3분의 1 정도를 줄이는 게 바람직하다. 또 평소에 채식을 주로 하는 사람은 육류를 3분의 1 정도 늘리고, 채소를 3분의 1 정도 줄여야 한쪽에 치우치지 않는 균형적인 영양을 섭취할 수 있다. 환자가 싫어하지 않는

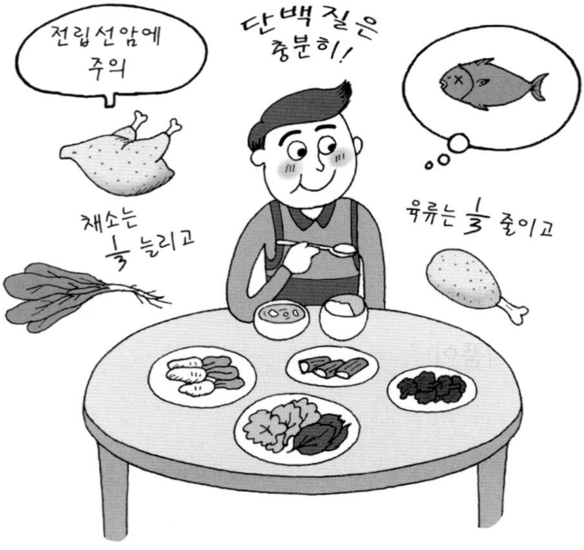

다면 원래 육류나 생선을 먹던 사람은 적절히 먹는 것이 여러 면으로 도움이 된다.

중국에는 93세 덩샤오핑을 비롯한 90세 넘게 산 지도자들이 꽤나 많은데, 이들의 장수 비결은 잡곡을 많이 먹고 '네 발 동물'인 육류보다는 '발 없는 동물'인 생선을 즐겼기 때문이라고 한다. 특히 적게 먹고, 많은 반찬과 나눠 먹는 소식다찬의 원칙을 잘 지켰다는 것이다. 이렇듯 환자에게는 소 · 돼지 · 양 같은 네 발 동물보다는 닭 · 거위 같은 두 발 동물이 건강에 좋고 '발이 하나'인 버섯류와 '발이 없는' 생선류가 몸에 더 좋다.

갖가지 대체의학 식품, 건강보조식품에 대한 자세

정기적인 진료를 받기 위해 외과 대기실에서 기다리다 보면 밖에서도 안에서 이야기하는 소리가 들린다. 환자들이 키토산을 비롯한 각종 건강보조식품이나, 대체의학 식품들 중 어느 한 가지를 찍어서 이것을 먹어도 되느냐고 물어보는 경우가 많은데, 이때마다 의사가 역정을 내는 소리를 심심찮게 들을 수 있다. 이같이 일반적으로 한방과 대체의학 식품에 대해 의사들은 부정적인 반응을 보이는데, 어떤 의사는 한방 얘기를 하면 아주 노골적으로 신경질적인 반응을 보인다.

옛날부터 양약은 반짝 효과가 바로 나타나기는 하나 뒷심이 없다고 하고, 한약은 효과는 늦게 나타나나 뒷심이 있다고 전해지고 있다. 이러한 대체의학 식품이나 요법은 미량을 꾸준히 체내에 넣어서 체질을 바꾸어간다는 점에 의미가 있지만, 암 환자들의 대체 식품은 일단 품목 수를 늘려 놓으면 줄일 수가 없다는 데 문제가 있다. 어떤 것 때문에 지금까지 버티는지 모르기 때문에, 역으로 어떤 것을 빼야 할지도 모르기 때문이다. 가능한 한 최대 공약수를 찾아 한방을 겸용하더라도 농약을 많이 사용한 제품을 먹는 것은 독을 먹는 것과 다름없으므로 주의를 기울여야 한다.

그리고 남들이 먹기 때문에 나도 뭔가 특별한 것이 먹고 싶으면, 귀하고 값비싼 보약이나 대체 의학 식품을 한꺼번에 많이 먹는 것보다는 주변에서 흔하고 싸더라도 체질에 맞으며 몸에 좋은 것 중에서 검증된 것을 한두 가지 조금씩 꾸준히 계속 먹는 것이 몸에 더 유익하다.

예를 들어 박항서 베트남 축구 국가대표 감독의 '기본에 충실한 원칙과 효율성'이 성공의 비결인 것처럼 빠른 지름길이나 비법, 특효약을 찾기보다 가장 평범하게 주변에서 물 한 모금, 음식 한 가지부터 좋은 것과 나쁜 것을 가리는, 즉 기본부터 챙기는 것이 중요하다.

예전에 재미있는 다큐멘터리 프로그램을 본 적이 있다. 말벌과 거미가 싸움을 하다가 벌에 쏘인 거미가 결국은 피하면서 끝이 나는 내용이었는데, 이 거미는 어디론가 달려가더니 어떤 풀 진액을 몸에 바른 후 여느 때처럼 정상적으로 생활하였다. 또 곰들끼리 자기 영역을 침범했다고 싸움이 벌어졌는데, 결국 곰 하나가 상처를 심하게 입었다. 이 곰은 숲 속을 거쳐 황토가 있는 웅덩이로 달려가 상처 있는 부분을 비비고 뒹굴면서 황토를 많이 묻혔다. 그 후에 이 곰을 추척해 보니 상처가 완전히 다 나아 있었다. 인간들에게도 황토의 효능이 알려져 지금은 미용뿐만 아니라 먹는 수준까지 이르고 있다.

이 사례 이외에도 숯을 비롯한 몸에 좋다는 각종 민간요법들이 많이 전해 내려오고 있다. 이들을 무조건 무시하거나 맹신하는 것은 바람직하지 않으며, 신중을 기해 받아들여 본인에게 맞으면 약이 될 수도 있는 것이다.

즉 검증된 일반 약도 먹어서 잘 듣는 사람과 듣지 않는 사람이 있듯이 민간요법 같은 것도 마찬가지다. 어떤 사람에게는 효과가 있고 어떤 사람에게는 효과가 없을 수 있는 법이다. 모두에게 통하는 만능 요법은 없다.

나에게 맞는 식품 가려내기

하늘 아래 똑같이 살지만, 각각 인생이 다르듯이 취향도 다르고 체질 또한 각자가 다르다. 내 경우 경구용 항암면역제를 먹는 건 아무런 스트레스가 없어, 자연스럽게 때 되면 세끼 밥 먹는 것과 다름없이 먹었다. 허나 환자 중에는 하루 세 번 약 먹는 것도 힘들어하거나, 목구멍에 약을 못 넘겨 가루로 해서 먹는 환자까지 있었다. 이렇게 사람마다 체질은 다르다.

과일은 우리 몸에 좋다. 그러나 밤늦게 먹는 과일은 몸에 나쁘다. 즉, 위가 쉬고 있어 피가 딴 데로 가 있기 때문에 너무 수분이 많은 것을 먹으면 몸에 해로운 것이다. 그래서 '아침의 과일은 다이아몬드, 낮의 과일은 금, 저녁의 과일은 동, 밤에 먹는 과일은 납'이라는 서양 속담도 있듯이, 체질뿐 아니라 먹는 시기도 중요하다. 아무리 좋은 음식, 보약이라도 체질과 시기가 맞지 않으면 몸에 나쁘게 작용해 해가 될 수도 있다.

가끔 텔레비전을 보다가 보면, 의외의 인터뷰를 종종 접하게 된다. 90세 넘게 장수하고 계신 어르신께 장수 비결을 물었는데, 하루에 담배를 한두 갑 피우고, 술도 많이 잡수시는 게 비결이라는 것이다. 하지만 이런 분들은 담배나 술에 강한 유전자를 갖고 있기 때문이지, 이것이 장수하는 비결이 되는 것은 아니다. 보통 사람이 따라 하면 해가 될 뿐이다.

지방의 한 아저씨는 먹기 좋게 만든 얼음 덩어리를 하루에 500개에서 600개씩 언제, 어디서나, 심지어는 밥 먹는 중간, 잠자는 중간에도 물 대신 10년을 먹어왔다고 한다. 이러한 경우는 특이한 것으로, 이것에 견디는 강한 체질을 가지고 있기 때문에 탈이 나지 않고 견디는 것이다. 보통 사람이 이 아저씨를 따라 한다면 하루도 못 가 탈이 나고 말 것이다.

기호 식품에 있어서 동물들도 자기가 무엇을 먹어야 좋은지를 알고 무엇을 먹지 말아야 하는지를 아는 것 같다. 어떤 사슴 농장주의 이야기에 의하면, 그는 사슴을 조그마한 야산 전체에 울타리를 쳐놓고 방목하여 키우고 있는데, 농장의 사슴들은 나무 위에 있는 나뭇잎이나 옻나무 잎까지 다 먹지만 유독 주변에 많이 자라고 있는 고사리만은 절대 먹지 않는다고 한다. 관찰해 보니 한두 마리만의 행동이 아니고 다른 모든 사슴들이 똑같이 고사리를 먹지 않았다고 한다.

또 돼지를 사육하는 어떤 농장 주인은 독특한 실험을 했다고 한다. 평소에 사료를 주면서 가끔 특정 돼지 한 마리한테만 숯가루를 주었는데, 다른 돼지들도 이 숯가루를 달려와 먹더라는 것이다. 숯가루가 돼지 몸에 좋게 작용하기 때문에 먹으려고 했던 것은 아닌가 싶다.

사람의 경우도 어떤 음식이 남에게 좋다고, 자기한테 좋으리라는 보장은 없다. 우선 자기 체질에 맞고, 자기 몸에 부족한 것은 당기기 마련이므로 당기는 음식을 먹으면 몸에도 좋고 소화도 잘된다. 이같이 자기와 궁합이 잘 맞는지를 관찰하고, 부작용이 없는 음식을 먹어야 한다.

요사이 젊은이들 사이에서는 각종 커플 제품이 인기를 끌면서 이제는 커플 속옷까지 나오고 있다. 어느 속옷에는 각각 N극, S극 자석이 붙어 있다고 한다. 연인들끼리 서로 가깝게 붙인다는 의미인 것이다. 사랑하는 연인인 남녀끼리 극과 극이 끌려 매일 붙어 있기 위해 결혼은 했으나 극과 극이므로 모든 면에서 반대인 경우가 많다. 음식 또한 안 맞는 경우가 많은데 어떤 친구는 아내와 서로 먹는 취향이 달라 아침은 안 먹고 나가고, 점심은 물론 저녁까지 가능하면 밖에서 먹고 들어가고, 일요일은 외식으로 때운다고 했다. 이같이 어느 특정 음식이 모든 사람에게 똑같이 맞을 수가 없다. 어떤 사람은 빵을 잘 소화하고, 또 어떤 사람은 떡을 잘 소화하는 식으로 말이다. 음식도 각각의 체질별로 자기와 맞는 궁합이 있으므로 여기에 맞게 먹어야 한다. 일반적으로 자기가 좋아하는 음식이 소화가 잘되고, 영양 섭취도 잘된다.

병원에서 암 환자에게 감을 먹지 말라고 하는데, 이것은 일부 환자들이 감을 먹은 뒤에 장에 이상이 생겼기 때문이다. 또 도토리묵의 경우는 탄닌 성분이 많아 변비가 생기기 때문에 주의를 요한다. 그러나 감 자체는 완전식품으로서 비타민C도 많아 그 자체는 몸에 이롭고, 도토리에는 아콘산이 들어있어 중금속 해독에 효능이 있다. 이 두 가지가 자신에게 영향을 끼치지 않으면 먹어도 되는 것처럼, 의사의 지시를 그대로 따르는 것보다 왜 먹지 말라는 건지를 아는 것이 우선이다. 즉, 먹든 안 먹든 그 원인을 철저히 알고서 행동을 취하는 것이 아주 중요하다.

항암식품의 허와 실

최근 들어 아무 문제없이 식탁에 오르내리던 식품이 갑자기 발암성 식품으로 지적되는 일이 종종 있다. 도대체 무엇을 믿어야 할지 종잡을 수 없을 지경이다.

맵고 짠 음식을 오랫동안 섭취하면 위암에, 또 지방질이 많은 음식을 많이 섭취하면 대장암이나 유방암에 걸릴 확률이 높다고 알려져 있다. 그렇다고 맵고 짜거나 지방분이 많은 음식을 오랫동안 먹지 않은 사람 모두가 암에 걸리지 않는다고 단언할 수도 없다. 다만 현대의학에서는 이들 음식을 적게 먹는 게 암 예방에 도움이 된다는 사실 확인이 가능할 뿐이다.

발암성 식품으로 구분된 것 역시 같은 이치로 보면 된다. 가령 고사리나 구운 생선의 경우 발암성 식품임이 동물실험에서 밝혀졌다.

그러나 이를 사람의 식생활에 적용하면 얘기가 달라질 수 있다. 고사리가 암을 유발하려면 하루에 350g 이상을 몇십 년 동안 계속 먹어야 하며, 구운 생선 역시 구운 상태로 2만 배 농축시켜 1년간 매일 먹어야 한다. 따라서 정상적인 식생활이라면 이들을 자주 먹는다 해도 음식의 발암성 여부에 신경을 곤두세울 필요가 없다는 게 전문가의 의견이다.

또 어떤 음식을 먹으면 암이 완치되는 것처럼 과대 선전하는 경우가 종종 있는데, 현대의학은 암 그 자체에 대해서도 완전히 알지 못하는 상황이다. 즉 암에 효과가 있다고 알려진 식품들은 우리 몸이 암과 싸울 수 있도록 돕는 역할을 할 뿐이다.

그러나 한국인이라면 누구나 한 번쯤 관심을 갖게 되는 것이 바로 항암식품이다. 모르긴 몰라도, 암을 예방한답시고 이것저것 닥치는 대로 챙겨 먹는 사람들도 굉장히 많을 것이다. 그러나 항암식품이라고 알려진 것들은 대개 믿을 만한 게 못 된다는 게 전문가의 의견이다. 그저 어떤 항암식품의 특정 성분 하나가 효과를 보였다고 해서 그것을 먹으면 암이 예방되거나 치료된다고 볼 수는 없다.

예를 들어, 어떤 항암식품에 항암성분이 있다고 하자. 그러면 사람들은 그것을 먹으면 암이 예방되거나 치료된다는 뜻으로 받아들인다. 그러나 어떤 식품에 항암성분이 있다는 것은 그 식품에 함유된 수많은 성분 중 한 가지를 동물실험에 집중적으로 투여할 경우 암세포가 줄어들 수도 있다는 뜻일 뿐이다. 인간 임상 생활에서도 똑같은 결과로 통할지 미지수이지만, 그런 식으로 따지자면 지금까지 밝혀진 항암성분만 해도 수백 종을 넘어선다.

그러니 어떤 음식이든 하나의 효능을 보고 과용하는 것은 또 다른 악영향을 미칠 수도 있기에 무모하다 할 수 있다. 특히 음식에 농약 등 약품처리가 되지 않고, 유통과정에 의심이 가지 않고, 보존제 등 오래 보존하기 위한 최소한의 첨가물이 안 들어간, 인체에 해가 되지 않는 자연식품이라면 괜찮지만, 유해한 성분이 들어 있을 경우는 면역성이 떨어지는 환자의 경우 더욱 몸을 더욱 해칠 수 있는 것이다. 그래서 특정 식품이 몸에 좋다고 지나치게 편식해서도 안 된다.

우리 주변에는 수백, 수천 가지의 항암식품과 발암식품이 있다. 우리는 몸에 이로운 항암식품들을 모두 다 먹을 수도 없고, 몸에 해롭다고 이 발암식품들을 모두 다 빼놓고 먹을 수도 없는 노릇이다. 또한, 한 식품을 놓고 보더라도 여기에 항암작용과 발암작용을 하는 성분이 같이 들어 있는 경우도 많다. 때문에 모든 음식을 골고루 적당히 섭취하면 이것이 바로 건강식품이 되는 것이다.

TV, 신문 등 매스컴에서 방영되고 소개되는 몸에 좋은 식품을 보면, 다이어트식=미용식=건강식=환자식=항암식이라고 할 정도로 대부분 함께 사용되고 있다. 뚜렷한 구분 없이 무분별하게 이쪽저쪽을 넘나들며 혼돈 속에서 공존하고 있다고 해도 과언이 아니다. 그러면 이들 중에 어느 한 가지만 신경을 쓰면 다른 병에는 걸리지 않을까? 매스컴에서는 어느 한 식품만 먹으면 다른 병에도 만사형통인 것처럼 떠들어대지만, 그래도 환자들의 몸은 매우 약하므로 환자들이 먹는 항암식품들은 좀 더 구분해 신경을 써야 할 것이다.

한편으론 면역학적인 근거를 가지고 암을 예방한다는 식품과 생활습관을 완벽하게 지키는 것은 상당히 어려운 일이고, 또 그렇게까지 해도 암에 걸릴 확률을 인위적으로 제로에 가깝게 만들 수는 없는 노릇이다.

결국 암을 예방하는 방법이란 각자가 좋아하는 음식과 항암식품이라고 알려진 음식을 적당하고 다양하게 먹어 영양을 골고루 섭취하는 것이다. 또 좋아하는 음식이라도 적당히 먹을 줄 아는 '중용'의 정신을 지킬 때, 그 음식이 우리 몸에 소중한 항암 음식이 되는 것이다.

암 환자도 자신의 병을 알 권리가 있다

요즘은 의학이 발달해 암 3~4기에도 거뜬히 낫는 사람이 많다. 하지만 말기암은 이 단계를 훌쩍 지나 수술도, 항암치료도 소용없는 단계다. 남은 생명은 몇 개월, 이 시기를 놓치면 지난날을 정리하고 가족과 차분히 얘기 나눌 기회가 다시는 없다.

하지만 우리나라 말기암 환자는 상당수가 자기가 말기암인 줄도 모르는 채 앓다가 세상을 뜨고 만다. 왜 이런 일이 벌어질까? 환자가 충격을 받을까 봐 의사는 본인 말고 가족에게만 환자 상태를 말해 준다. 가족은 환자에게 차마 그 얘기를 전달하지 못하고, 되레 의사에게 "무슨 치료든 계속해 달라"고 매달리는 게 현실이다.

나는 병원 분위기와 가족들의 분위기에 눈치를 채고, 직접 주치의한테 물어서 나 스스로 암이라는 사실을 알게 되었다. 그렇지만 이 문제는 그렇게 쉽게 생각할 문제는 아니다. 인간은 자신이 어떤 병에 걸려 있으며, 자신의 생명이 얼마나 남아 있는지에 대해 알 권리가 있다고 생각한다. 또 치료자인 병원 측도 그것을 알릴 의무가 있다고 생각한다.

현재 일본에서는 환자의 상태를 환자 본인에게 알리는 것을 기본으로 한다. 하지만 알리는 것만이 능사는 아니다. 병을 알리는 것이 매우 좋지 않은 결과를 낳은 경우도 종종 있다. 일본의 어떤 덕망 높은 스님은 자신은 대장부이므로 사실을 이야기해 달라고 하였다. 그리하여 사실을 말했더니, 얼굴이 새파래지며 순식간에 병세가 악화되었다고 한다. 또 우리나라의 유명한 작가는 암에 걸린 사실을 알고 자기가 알고 있는 암 상식만을 떠올리며 힘들고 추한 몰골을 주변에 보이지 않겠다고 고집을 부렸다. 그래서 수술하면 가능성이 있다는 의사의 만류에도 불구하고 산속으로 들어가 생활하다 결국 자살로 생을 마감한 일도 있다.

이렇듯 안타까운 사례도 있지만, 암에 걸린 사실을 환자에게 알리는 것이 더 긍정적인 방법이다. 환자가 남은 시간을 준비하거나 새로운 인생을 살 수 있게끔 하기 때문이다. 암 환자가 자신의 병을 알고 얼만큼 시간이 남았는지를 안다면 남은 주어진 삶을 아름답게 마무리 할 수 있다. 예를 들어 남은 시간이 짧다면, 가족과 친지, 사랑하는 사람, 그리고 친구나 선생님과도 값진 마지막 이별의 시간을 가질 수 있다. 또 어느 정도 긴 시간이 주어졌다면, 남은 시간 동안 채무나 채권 정리를 하고, 유언장도 쓰고, 가족여행 등 못다한 일에 전력을 다할 수 있다. 이렇게 마음의 준비를 마쳤으므로 정말 죽음이 닥쳤을 때, 장례는 어떻게 할지, 시신은 어떻게 할지, 바라는 바를 전할 수 있다.

그러나 기적이 일어나 몇 달 밖에 남지 않았다고 생각했던 생이 계속 이어져, 다시는 못 볼 것 같았던 눈송이 같은 하얀 목련이 피는 모습을 보며 행복하고 새로운 제2의 인생을 살 수도 있다.

의사의 말 한마디에 희비가 엇갈리는 환자들

암을 얼마나 빨리 발견해 병원에 오느냐는 생명을 연장할 수 있는 관건이다. 암 종류, 암 크기, 발생 위치, 전이 유무는 생존을 좌우한다. 그래서 암에는 극복·완치·요양 중·치료 중이라는 단어가 사용된다.

집사람이 대장암 수술 주치의한테 찾아가 솔직히 얼마나 살 수 있느냐고 물었다고 한다. 그때 의사는 "2년을 살지, 5년을 살지, 10년을 살 수 있을지 아무도 모른다"고 대답했다고 한다.

예부터 인명(人命)은 재천(在天)이란 말 그대로, 누군가의 수명을 예측하기란 어려운 일이다. 하물며 신이 아닌 의사가 환자에게 얼마 정도 살 수 있다고 했다면 그것은 통계 수치에 지나지 않는다고 보면 된다. 생존에 관한 한, 암 환자의 생존 연한을 예측할 수 있는 족집게 의사는 없다.

환자들은 오로지 의사한테 모든 주파수가 맞춰져, 의사의 일거수일투족에 온 신경이 쏠려 있다. 그래서 의사가 환자에게 너무 회의적으로 환자의 상태를 설명하면 강박관념으로 환자를 더 빨리 죽게 할 수도 있다.

죽는다는 강박관념은 사람을 죽음으로 몰고 갈 수도 있다. 어떤 사형수의 눈을 가리고 칼 가는 소리와 칼에다 입으로 물 뿌리는 소리를 들려주면서, 실제로는 가늘고 긴 대나무에 물을 묻혀 이것으로 기합을 넣으며 목을 쳤다. 그러자 사형수는 바로 심장이 멎어 죽었다고 한다. 또, 다른 사형수는 작두 떨어진 소리를 듣고 나자 작두가 목에 살짝 닿기만 했는데도 벌써 숨이 끊어졌다고 한다. 또 어느 전쟁터에서 포로들을 집단으로 총살할 때 사격 자세를 취하고 "사격!" 이란 소리와 함께 한 사람만이 실탄을 쏘았다. 나머지 사람들은 공포탄을 쏘았는데, 많은 포로들이 직접 총알을 맞지 않고서도 총소리에 심장마비로 죽기도 했다. 그러므로 환자들은 의사의 말 한마디만을 맹신하여 죽는다는 강박관념을 가져서는 안 된다.

그렇다고 의사가 너무 희망적으로 얘기하면, 희망이란 것이 우리 의식 맨 마지막까지 남겨져 있기에 환자가 어떤 최악의 상태까지 이르렀을지라도 자신이 죽음에 임박해 있다고 인정하지 않게 된다. 그래서 '다른 사람은 몰라도 나는 아니다. 나는 살아남을 것이다'라고 생각해 죽음 바로 직전까지 아무 준비도 없다가 임종을 맞이하는 경우도 많다.

그러므로 의사들은 환자에게 적절한 태도를 유지해야 하며, 모든 행동에 신중을 기하여야 한다.

정기검진을 받았다 해도 안심해선 안 된다

6개월이 되었든, 몇 년 전이 되었든, 과거의 건강검진 결과는 전혀 의미가 없다. 자동차도 1~2년마다 정기 점검을 받듯이, 사람도 일단 정밀 검사를 통해 건강 진단을 받았다 해도 보증할 수 있는 기한이 있기 때문이다.

예컨대 현대의학이 발전했다 해도 간암의 경우 초음파로 발견할 수 있는 가장 작은 크기는 1cm이다. 즉, 검사 결과 간암이 없다고 판정되었다 해도 그것은 '1cm 이상의 간암은 없다'는 의미일 뿐이므로 그 다음해에 얼마든지 흉측한 모습을 드러낼 수 있다는 말이다. 대다수 암은 1cm(10억 마리 암세포) 때부터 전이가 시작된다. 따라서 그 전에 찾아내야 하지만 1cm 미만의 0기 암의 진단은 거의 불가능하다.

암이 1cm로 크는 데는 최소 5년의 시간이 경과해야 한다. 이 5년이 생사의 갈림길인 셈이다. 작년에는 이상이 없었는데, 올해 폐암 3기 혹은 4기라면 최근 5~10년 동안의 진단은 본질적으로 오진에 해당한다. 그러나 이는 의사의 잘못이 아니라, 진단 기법의 한계 때문이다.

그래도 세계적인 암 전문가들은 현재로선 조기 진단만이 암을 정복하는 유일한 길이라 주장한다. 또한 병원에서는 세포의 형태와 세포에서 나오는 단백질 등을 분석하고 영상 사진을 검토해서 암 여부를 판별하는데, 100% 정확한 답이 있는 것이 아니다. 정상 세포는 수년에서 몇십 년까지 서서히 암세포로 바뀌기 때문에, 똑같은 세포에 대해 병리의사에 따라서는 암세포로 판정하기도 하고 아직 암세포가 아니라고 보기도 한다. 심지어 나라에 따라 똑같은 조직을 암세포로 분류하기도, 정상세포로 분류하기도 한다.

따라서 한 번 검진 받고 괜찮다며 몇 년씩 방치해선 안 된다. 몇 달 사이에 세포가 결정적으로 변화해서 암이 될 수도 있다.

암을 이겨낸 사람들의 10가지 공통점

- 간호사들이 '범생이'라고 할 정도로 모범적으로 의사를 믿고 의지하고, 따랐다.
- 주위의 유혹에 흔들림 없이 일관되게 치료를 받았다.
- 삶에 대한 강한 정신력과 의지를 잃지 않았다.
- 많이 움직인 날은 더 먹고, 적게 움직인 날은 적게 먹되 소식 바탕의 음식 조절을 기본으로 했다.
- 도시락을 싸 가지고 다닐 정도로 외식을 적게 했다.

- 암에 걸렸다는 것에 별로 연연하지 않고 자기 나름대로의 일을 가지고 평소와 같이 생활했다.
- 휴일은 공기 좋은 산으로 등산을 가고, 평일에도 맨손 체조, 산책 등 1시간 정도씩은 꾸준히 운동을 했다.
- 고기 종류보다는 채식·과일을 많이 먹는 등 생활 습관을 완전히 바꾸었다.
- 각종 스트레스를 다른 사람보다 적게 받을 정도로 스트레스 대처 능력이 뛰어났다.
- 암에 대한 공포, 죽음에 대한 공포심을 극복했다.

암을 이겨낸 외국 사람들의 8가지 공통 전략

- 암을 이기고 살아남은 사람들의 96% 이상이 전통적인 의학 치료에 입각한 프로그램을 선택한다.
- 의지와 자신감은 최대치로, 불안은 최하치로 자신에게 힘이 되는 믿음과 태도를 선택한다.
- 운동의 중요성을 강하게 믿고 그 믿음을 바탕으로 행동한다.
- 뚜렷한 목적의식을 가지고 균형 있게 활동한다.

- 자신에게 도움이 되는 인간관계에 좀 더 많은 시간과 힘을 기울인다.
- 식이 요법과 영양공급의 중요성을 알고 여기에 힘을 쏟는다.
- 긍정적인 사고나 명상 등을 포괄적 치료 계획의 일환으로 채택한다. 즉, 마음을 활용한다.
- 생존자들은 자신의 생애에서 보다 정신적인 시각을 개발해 내려고 노력한다. 즉, 정신적인 삶의 변화를 추구한다.

PART 3

암 극복에 큰 도움을 주는 25가지 Tip

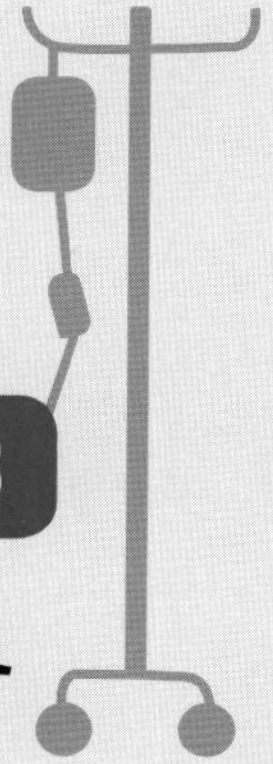

극복 Tip 1

환자와 피로

우리는 어디를 가든 누구를 만나든 주변에서 '사는 것이 피로하다'라는 말을 심심치 않게 들을 수 있다. 현대인의 97%가 만성적인 피로를 느낀다고 한다. 그럼 현대인이 피곤한 이유는 무얼까? 물론 여러 가지 원인이 있겠지만, 그 근원을 파고들면 결국은 바로 욕심이다. 수많은 사람들이 바로 욕심을 충족시키기 위해 극도로 피곤해하면서도 마음 편히 쉬지 못하고 끊임없이 자신을 몰아세우는 것이 현실이다. 암 환자는 일반인보다 욕심이 적더라도 피로감이 심하다. 암 환자의 피로는 60~90%가 겪는 흔한 증상이다.

일할 줄만 알고 쉴 줄 모르는 것은 브레이크가 없는 자동차를 운전하는 것만큼 위험하다. 휴식은 시간낭비가 아니다. 재충전의 시간이다. 일반인의 피로 해소에는 휴식이 가장 좋은 방법 중의 하나지만, 암 환자의 경우는 좀 다르다. 운동이 피로를 푸는 데 더 효과적인 경우가 많다. 암 환자가 피로하다고 계속 쉬면 근육량과 신체능력이 떨어진다. 그러므로 피로가 심한 경우에도 적당한 운동을 하는 게 암 환자에게 도움이 된다는 게 최근의 연구 결과이다. 미국 질병 통제 예방센터 권고안에 따르면 암 환자는 1주일에 3~5회, 총 150분 이상 운동하는 게 좋다고 한다.

그럼 어떤 운동이 효과적일까. 걷기 · 자전거타기, 힘이 있는 암 환자는 구보 같은 유산소 운동이 암 환자의 피로를 줄이는 데 도움이 된다. 특히 항암치료로 지친 진행성 암 환자의 피로 해소에는 500ml의 물병을 들거나 탄력밴드를 이용해서 하는 저강도 근력 운동이 피로를 낮추는 데 효과적이다.

암 환자는 아무리 힘들어도 매일 20분씩은 운동을 계속해야 피로에서 벗어날 수 있다. 심하게 피로할 때는 누워서 운동하는 것도 방법인데, 눈을 감은 채 풀밭을 걷거나 자전거를 타는 듯한 발놀림을 하면 피로가 준다. 그리고 구운 마늘을 먹는 것도 피로감 해소에 도움을 준다.

극복 Tip 2

환자와 체온

우리 몸이 건강하게 잘 작동되고 있는지를 보여주는 바이탈 사인(Vital Sign)이라는 게 있는데, 그것은 바로 혈압, 맥박, 호흡, 체온 4가지다. 응급실에 가거나 수술하기 전에 이 바이탈 사인을 꼭 체크하고 시작한다. 바이탈 사인 중에서도 체온은 건강한 삶과 밀접한 관계가 있다.

우리는 일상 속에서 '춥다', '덥다', '열이 난다' 등 체온과 관련된 말을 자주 쓴다. 체온을 안다는 것은 자신의 생활방식을 아는 것이기도 하기 때문에 환자는 물론 일반인도 가끔은 자신의 체온을 잴 필요가 있다. 체온을 측정해보면 정상체온 36.5℃를 유지하고 있는 사람이 그다지 많지 않다는 것을 발견할 수 있다. 활기차게 생활하는 사람의 체온은 36.8℃ 정도로 높다. 그다지 활기차지 않거나 한가로운 사람의 체온은 보통 기준으로 말하는 36.5℃이다.

체온에 관한 연구에 따르면 체온은 36~37.5℃일 때 가장 건강하다고 한다. 35~36℃라면 당장은 아니더라도 잠재적인 환자후보군으로, 장기화 되면 온갖 질병이 생길 수 있다. 그것은 체내 대사에 필요한 효소 활동이 약해져 산소나 영양분이 몸에 제대로 운반되지 않기 때문이다.

대부분의 병은 몸을 혹사해 체온이 낮아지는 데서 발생하는데 이때는 36.0℃에도 미치지 못하는 저체온 상태가 된다. 체온이 1℃ 저하하면 면역력을 30% 정도 저하시킨다. 그것은 면역을 담당하는 림프구의 양이 줄어들어 면역 기능이 약화되기 때문이다. 반대로 체온이 1℃ 상승하면 땀이 나기 시작해 면역력이 순간 5~6배 증가되므로 하루 1~2회는 땀을 흘리는 것이 좋다. 운동으로 근육을 사용하면 열이 나고 체온이 올라가 혈액순환이 잘 된다. 그러나 신체활동이 부족하면 몸이 열을 잘 내지 않게 된다. 그러면 늘 저체온 상태가 되어 혈류장애가 일어나 질병에 취약한 상태가 된다.

주변에서 암 환자들을 보면 손발이 차갑다. 실제로 암 환자들의 체온을 재보면 정상체온을 훨씬 밑도는 저체온이 대부분이다. 반대로 평소에 자주 운동을 하면 혈액순환이 잘 돼서 면역력이 높아지기 때문에 질병에 잘 걸리지 않는다. 그러므로 매일 샤워를 해서 체온을 높이고 가끔 목욕, 족욕, 반신욕, 온천욕 등을 하는 것이 좋다.

샤워는 오염된 몸을 닦아내 청결해서 좋고 피로회복에 좋으며 또 숙면에 빠질 수 있게 해서 좋다. 특히 따뜻한 차 한잔과 샤워로 몸을 따뜻하게 해주면 면역력도 높아지고 잠도 잘 오며 저체온증으로부터 벗어날 수 있다. 또 평소 꾸준히 걷기나 자전거 타기 등을 통해 체온을 높이는 것도 한 방법이다.

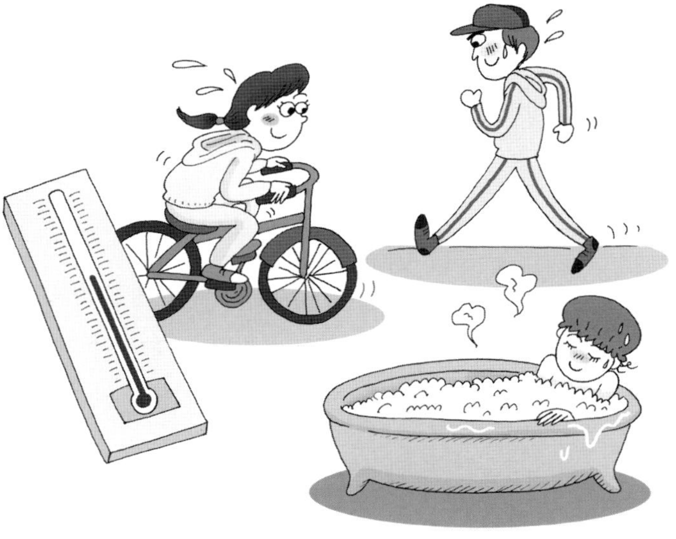

체온을 측정하는 방법으로, 첫 번째 전자체온계를 항문에 2cm 가량 밀어넣는 방법, 두 번째 혀 밑에 넣는 방법, 세 번째 겨드랑이 중간에 넣고 재는 방법, 네 번째 귓속에 넣고 재는 방법이 있다. 네 번째 빼고 세 가지 모두 온도계 종료음이 울릴 때까지 기다려야 한다.

극복 Tip 3

환자와 스트레스

고도로 산업화된 시대에 살면서 인류는 그 어느 때보다 풍부하고 편리한 문명의 혜택을 누리고 있으나, 그 대가로 흔히 말하는 '스트레스'라는 보복에 시달리게 되었다. 현대 사회에서 '스트레스'란 단어만큼 자주 등장하는 것도 드물다.

스트레스란, 우리가 적응해야 할 외부의 자극이나 변화를 말하는데, 그때 보이는 정신적 · 육체적 반응 역시 스트레스라고 부른다. 병에 걸리는 이유 가운데 70~90%는 스트레스가 원인이며, 스트레스와 지방이 겹치면 성인병이 되는데, 이같이 스트레스는 심장병 · 소화기병 · 화병 등 많은 질환을 불러온다. 특히 1차 타격 대상은 위 · 십이지장 · 대장 등 장기 계통으로, 위궤양 · 십이지장궤양 · 스트레스성 변비 등을 유발한다. 그래서 위나 대장 · 십이지장 암 환자는 성격이 날카롭고 스트레스를 유난히 많이 받는 사람이라고 할 수 있다.

스트레스란 단어의 역사는 그리 길지 않다. 캐나다의 내분비학자 한스 셀리에(Hans Selye)가 인체에 해로운 인자(因子)나 자극을 '스트레서(stressor)'라 하고, 이로 해서 발생한 긴장상태를 '스트레스'라고 명명한 것이 시초다.

사람은 분노하거나 강한 스트레스를 느끼게 되면, 뇌에서 노르아드레날린이라는 물질이 분비된다. 이 물질은 호르몬의 일종으로서 맹독성이 있는 독사의 독성 다음으로 큰 독성을 갖는다. 스트레스가 심해 노르아드레날린 계통의 독성 호르몬이 분비되면 혈관이 수축해 혈압이 오르고 혈관이 막히기 쉽다. 뇌의 큰 혈관이 막히면 뇌경색, 가는 혈관이 막히면 치매상태가 된다.

이렇게 스트레스는 우리 몸에 나쁘게 작용한다. 암 환자가 무엇보다도 피해야 할 것이 있다면, 그 중의 하나가 바로 스트레스다. 암 환자에게 있어 스트레스는 정신적인 피로감은 물론이고 두통, 식욕부진, 수면장애와 같은 신체증상으로 나타난다.

사람이 살아 있고 또한 삶을 영위하는 한 스트레스를 피할 수는 없다. 그러나 어떤 일에 대해 모든 사람이 똑같이 스트레스를 느끼는 것은 아니다. 그 일을 어떻게 받아들이느냐에 따라 더 많은 스트레스를 받을 수도 있고, 오히려 기쁨을 느낄 수도 있다. 즉 스트레스는 받아들이는 사람의 주관적인 상태에 따라 많은 차이가 난다는 말이다.

일반적으로 스트레스라고 하면 부정적인 것으로만 생각하기 쉬운데, 사실은 그렇지 않다. 적당한 자극과 변화는 오히려 삶의 활력소가 된다. 스트레스에는 이처럼 긍정적인 측면도 있다. 부정적인 스트레스는 이미 지나간 일에 대한 후회로부터 비롯되는 경우가 많다. 암 환자가 건강을 지켜가면서 삶의 질을 높이려면 스트레스의 부정적인 역할을 최소화하는 동시에 긍정적인 역할을 극대화 시켜야 한다. 그리고 나를 둘러싼 것들로부터 부정적인 스트레스를 몰아낼 필요가 있다.

40대 한국 남자의 사망률이 세계 최고라고 한다. 흔히들 과도한 업무로 인한 스트레스 때문이라고 하는데, 자세히 들여다보면 스트레스 그 자체가 이유가 아니라 스트레스에 대처하는 방법이 잘못되어 있기 때문이다. 스트레스에 잘못 대처하면 암과 같은 심각한 신체적 질병으로 이어지게 된다. 보통 한국 남자는 평생에 세 번밖에 울지 않는다고 하는데, 눈물이나 웃음의 감정표현을 억누르는 잘못된 습관이 한국 중년 남성들을 빨리 죽게 하는 이유 중의 하나라고 한다. 웃음이나 눈물과 같은 정서적 반응을 억제하지 않는 것 또한 스트레스에 대처하는 가장 자연스럽고 건강한 방법이다.

우리 몸에는 돌연변이가 일어난 암세포를 찾아내 제거하는 자연살상세포가 존재한다. 스트레스 없이 살아가는 사람은 자연살상세포의 수가 많고 활동력이 왕성한 반면, 스트레스가 많은 사람은 그 수가 적고 활동력도 약하다. 그래서 요즘엔 사소한 감기나 암에 이르기까지 그 원인을 스트레스로 보는 시각이 늘고 있다.

스트레스! 어쩌면 이 무한경쟁 시대에서는 스트레스를 잘 이겨내고 대처하는 사람만이 성공한 사람으로 남아 있고, 여기에 적절히 대처 못하고 굴복한 사람은 결국 도태되는 실패자로 전락할지도 모른다.

스트레스를 해소하는 방법으로 여성의 경우 수다를 떨거나 쇼핑을 하는 방법도 있지만, 특히 등산, 독서, 운동, 음악, 그림 감상, 비디오 시청, 영화 구경, 연극 관람, 박물관 견학 등의 문화생활을 즐기고 명상, 복식호흡, 요가를 통해 정신적·심리적인 위안과 안정을 갖는 것 또한 스트레스 해소의 명약으로 추천하고 싶다.

극복 Tip 4

환자와 웃음

병원에 입원해서 주변에 있는 암 환자들과 접하다 보니 공통점을 발견할 수 있었다. 대개가 신경질적이고, 고집이 세고, 고자세의 경직된 얼굴에다, 잘 웃지 않는다는 것이다. 이 공통점들이 암 환자에게 결코 좋게 작용하지는 않을 것이다.

'일소일소(一笑一少), 일노일노(一怒一老)'라는 말이 있다. 한 번 웃으면 한 살 젊어지고, 한 번 화내면 한 살 더 먹는다는 뜻이다. 사람은 웃거나 기분이 좋거나 긍정적으로 생각할 때 엔돌핀이라는 호르몬이 나오는데, 엔돌핀 호르몬은 뇌 내 모르핀이라고도 불리며 아편보다 10배 정도 사람의 기분을 좋게 한다. 뿐만 아니라 어느 약품보다도 자연 치유력의 효과가 있어, 암에 맞서 싸울 수 있는 저항력이나 면역력을 키워준다.

사람이 신경 쓰고 인상 쓰고 스트레스를 받으면 20개 정도의 근육만 움직이는 반면 박장대소하면 321개의 근육이 움직인다고 한다. 그래서 손뼉을 치면서 크게 웃으면 건강에 좋은 것이다.

반대로 화를 내거나, 슬퍼하거나, 짜증 내거나 부정적으로 생각하면 노르아드레날린이란 호르몬의 일종인 맹독성분이 생긴다. 즉, 우리를 불안하게 하고, 긴장하게 하며 피로하게 하는 호르몬이 집중적으로 분비되고, 활성산소를 발생하여 건강을 해치게 한다. 상냥함의 대명사로 꼽히는 일본은 웃음을 가장 많이 제공하고, 웃음을 가르치는 학원도 많다. 일본인이 세계에서 평균 수명이 제일 긴 것 또한 이와 무관하지 않을 것이다.

노먼 카슨즈는 1981년에 쓴 그의 책 《질병의 해부》에서 '웃음은 체내에서 하는 조깅'이라고 했는데, 과학적으로도 웃음뿐만 아니라 작은 미소까지 긍정적인 생화학적 반응을 일으킨다는 사실이 확인되고 있다.

우리나라 사람이 외국에 나가면 외국 사람들은 한국 사람 얼굴만 보고도 'Korean이구나' 하고 바로 알 수 있다고 한다. 어떤 외국 사람은 한국 사람이 방금 싸웠다고 할 정도로 인상을 쓰고 있다고 말한다. 대개가 잔뜩 화난 것 같은 얼굴을 하고 있어 겁이 난다고 했다. 또 다른 외국 사람은 우리나라 사람들 표정을 '응급실 표정'이라고까지 표현한다. 응급실에 온 초조한 사람들만큼 얼굴이 굳어있다는 뜻일 것이다.

우리나라 한 연구기관이 같은 웃음거리를 가지고 여러 층에서 조사를 해본 결과에 의하면 어린아이들이 가장 많이 웃었고, 그 다음이 여학생, 남학생, 아주머니, 아저씨, 어르신 순이었다. 관심을 끄는 것은 나이가 들수록, 남성일수록 적게 웃었다는 사실인데, 여성의 수명이 남성보다 긴 것도 이와 관계있어 보인다.

참고로 2017년 8월, 100세를 맞아 장수지팡이를 받은 노인들은 1,423명인데, 이들 중 남성은 228명에 불과하고 나머지 1,195명이 여성일 정도로 여성 비율이 훨씬 높았다.

이제 우리는 올림픽과 월드컵 등 국제적인 큰 행사를 치른 나라답게 외국 사람들한테도 친절과 웃음을 서비스할 때가 왔다. 옛말에도 웃으면 복이 온다고 하지 않았는가. 또 한때는 스마일 운동도 벌이지 않았는가. 지금부터 반강제적으로라도 웃음을 지어보자. 웃는 사람은 엔돌핀이 생겨서 자신의 건강에 좋고, 남들이 보면 명랑해서 좋고, 웃으면 대인 관계도 원만해져서 좋고, 돈 안 들이고 좋은 효과까지 볼 수 있으니 일석사조가 아닌가!

내 경우를 봐도, 오죽하면 대학 다닐 때 후배가 '선배는 다 좋은데 웃지 않는 게 옥에 티'라고 할 정도였으니 얼마나 웃음에 인색했는가를 알 수 있다. 얼굴이 경직되고 화를 잘 내며, 사람을 미워하고 그것을 마음에 품고 있으니까 이것들이 모여 병이 자리 잡는 데 일조를 하지 않았나 생각해 본다. 거울을 보고 지금 당장 웃는 연습을 해 보고 이것을 습관화하여 복을 불러오자.

극복 Tip 5

환자와 특정 음식 충동

보통 사람도 그렇지만 특히 임신한 임산부나 환자들은 평소에 안 먹던, 군것질하지 않던 것들이 문득 생각나 먹고 싶은 경우가 많다. 이같이 난데없이 내 몸이 특정 음식에 충동을 느끼는 데는 그만한 이유가 있다. 영양학 전문가들은 어떤 영양소가 부족하다는 신호를 보내기 때문이라고 말한다.

갑자기 고기가 먹고 싶은 것은 철분과 아연이 결핍돼 있다는 몸의 신호다. 즉, 철분이나 아연이 부족하다는 것이다. 철분은 면역기능에 중요한 역할을 하고 아연은 세포 분할과 건강한 피부, 머리털, 손발톱에 필수적인 영양소이다. 부족 시에는 고기나 조개류, 시금치,

호박씨, 치즈 등을 먹어주면 된다.

초콜릿이 자꾸 당기는 경우는 피부와 머리털에 필수적인 마그네슘이 부족하다는 표시다. 이때는 마그네슘이 들어 있는 75% 이상 코코아가 함유된 초콜릿이나 푸른 채소, 호박씨, 현미 등이 도움이 된다.

몸에서 단 것을 원하는 건 크롬이 부족하다는 신호일 수도 있다. 크롬은 일정치 않은 혈당을 고르게 해 주는 역할을 한다. 식용동물의 간이나 당근, 감자, 브로콜리 등을 먹어주는 것이 좋다.

그리고 얼음을 갈망할 때는 더워서 물이 부족할 때뿐만 아니라, 빈혈이 있고 철분이 부족해도 몸에서 이런 반응이 나올 수 있다. 이때는 붉은 고기나 정어리를 먹어주면 효과가 빠르다.

그렇지 않아도 환자들은 입맛이 없어서 무언가를 먹어서 영양보충을 해야 할 판인데, 특정 음식이 먹고 싶다면 그 음식에 들어 있는 영양소가 부족해서 그런 것이므로 어떤 방식이든 서둘러 조처를 취해서 환자가 먹게끔 하는 것이 보호자가 할 일이다.

극복 Tip 6

환자와 물

물은 건강을 유지하는 데 없어서는 안 될 중요한 요소로, 물이 부족하면 인간은 생명력을 잃게 된다. 70% 이상이 수분으로 구성된 우리 몸은 물이 부족하면 생명을 유지할 수 없다. 2%가 부족하면 심한 갈증을 느끼고 5%가 손실되면 혼수상태에 빠진다. 체내 수분의 12%가 없어지면 사망한다. 사람은 음식을 먹지 않고서 약 90일간 생존이 가능하다는 실험 결과가 있다. 하지만 물이 없으면 며칠밖에 살지 못한다.

독소 해소에는 단식, 땀, 대변, 소변, 관장, 반신욕, 족욕 등 여러 방법이 있지만 물이 최상이다. 물을 마시지 않으면 신체의 신진대사가 원활히 이루어지지 않아 체내의 독소를 배출하지 못한다. 그리고 자기 중독을 일으켜 1주일도 못 가서 사망하게 된다.

특히 물은 혈액을 중성 내지 약알칼리성으로 유지해 주는데, 체액과 질병은 아주 밀접하게 연관되어 있기 때문에 체액이 극산성으로 기울면 고혈압 등의 질병에, 체액이 극알칼리로 기울면 암 등의 질병에 걸리게 된다. 그러므로 체액의 산·알칼리성도 조절은 건강 유지에 있어 매우 중요한데, 물은 바로 이 체액을 중화해 준다. 이와 같이 물은 순환기능, 동화기능, 배설기능, 체액·체온 조절 기능 등의 중요한 기능을 수행한다.

물은 가능하면 생수를 마셔야 한다. 끓인 물에는 생명력이 없기 때문에 끓인 물로는 건강을 지킬 수 없다. 끓인 물을 화초에 주면 화초가 제대로 살지 못하고, 어항에 부어 놓으면 물고기들이 금방 죽어버린다. 인체도 이와 마찬가지다. 그래서 생명력 있는 생명수를 마셔야 한다. 그리고 환자가 있는 집에서는 미네랄 성분이 많은 생수를 사 먹거나 가능하면 정수기 정도는 설치하는 것이 좋다. 깨끗한 물, 살아있는 물을 마시는 것은 다른 어떤 해독제를 먹는 것보다 중요하기 때문이다.

세계 각국의 식수 조사 결과, 경수 지역의 주민은 연수 지역의 주민에 비해 여러 가지로 건강하다. 암이나 심장병에 걸린 주민이 경수 지역에 적고 연수 지역에 많다는 연구보고는 얼마든지 있다. 이웃 일본의 물은 전국 어느 곳에서건 칼슘, 마그네슘이 적은 연수뿐인데, 대조적으로 일본의 장수촌 대부분은 섬이나 해변가 마을인 경수 지역에 모두 위치하고 있다. 이 섬이나 해변가 마을은 바다의 풍부한 미네랄을 흡수하면서 생장하는 해조류를 많이 섭취할 수 있다. 이처럼 물에 미네랄이 포함되어 있는 것이 건강에 얼마나 중요한 것인가를 알게 해준다.

건강에 좋은 물이란, 천연 미네랄 성분이 균형있게 녹아있는 물을 말하는데, 세계의 장수촌에서 마시는 물들은 칼륨, 칼슘, 마그네슘, 실리카의 4가지 성분의 미네랄이 풍부해 이 물을 먹어서 건강하게 오래 사는 것이다.

물의 필요량은 그 사람의 신체적 조건과 하는 일의 성격에 따라 차이가 있겠지만, 대개 성인 기준으로 하루 2리터 정도의 물이 필요하다. 우리가 하루에 배설하는 물의 양은 폐호흡을 통해 약 600cc, 피부의 땀구멍으로 발산되는 땀이 약 500cc, 대소변의 양이 약 1,400cc 이다. 가만히 있어도 약 2,500cc의 수분을 잃는 것이다. 우리가 섭취하는 음식물을 통해 500cc 정도의 수분은 체내에서 만들어지므로 약 2,000cc는 물을 마셔 보충해 주어야 한다.

특히 땀을 많이 흘리거나 건조한 곳에서 일하는 사람은 더 많이 마셔야 한다. 그러면 호흡기도 편해지고, 변비도 해결되며, 피로회복에도 도움이 된다. 또 충분한 물은 장운동을 촉진시키고 발암 물질들이 행동할 수 있는 시간을 주지 않기 때문에, 환자뿐만 아니라 일반인도 물을 약으로 생각하고 많이 마셔야 한다.

물 마시는 방법도 중요하다. 한꺼번에 물을 많이 마시면 위와 장이 물의 무게로 처져서 좋지 않고 장과 간이 부담을 받게 되므로, 조금씩 자주 많이 마셔야 한다. 물을 듬뿍 마시는 것은 쑥쑥 자라나는 벼에 물을 대는 것과 마찬가지로 왕성하게 활동하는 인체 세포에 물을 대는 것과 같다.

환자가 있는 가정에서는 음식물 조리나 약 달이는 데 쓰이는 물은 정수기 물을 사용해야 한다. 또 염소·각종 중금속·녹물 기타 오염물질을 최소화한 물을 사용해야 하며, 그냥 마시는 물은 꼭 미네랄이 들어 있는 생수를, 가능하면 많이 마시는 것이 건강에 좋다. 특히 노약자는 갈증을 자각하는 중추기능이 떨어지기 때문에 목이 마르지 않아도 수시로 물을 마셔야 한다.

그럼 생명체에 가장 유익한 물은 어떤 물일까? 미국 나사(NASA)에서 오랫동안 연구한 결과로는 식물체 속에 들어 있는 물이 가장 생체에 유익하다고 한다. 수박이나 야자열매 속에 들어 있는 물, 곧 식물의 뿌리와 식물의 줄기 조직을 거쳐서 여과된 물이 생명력이 가장 왕성한 물이며, 건강한 파장을 지니고 있는 물이다. 매년 봄 2월에서 4월 초순에 자작나무, 단풍나뭇과에서 채취하는 수액인 고로쇠 물 또한 유익하다.

특히 제주 화산 암반에서 나오는 물은 바나듐 성분이 풍부해 당뇨병 개선과 면역력 증진에 효능이 있는 것으로 알려져 있다.

극복 Tip 7 환자와 보약

'보약'이라고 하면 보통 사람도 관심이 많고 이를 꽤 선호한다. 특히 환자를 둔 가정에서는 환자들이 허약하기 때문에, 몸보신 차원에서 환자에게 보약을 먹이려고 한다. 이렇게 환자는 보약의 유혹에서 벗어나기가 쉽지 않다.

암 환자가 대수술을 받고 나오면, 가족들이 의사에게 보약을 먹이면 어떻겠냐고 묻곤 하는데, 대부분 의사들은 부정적이다. 일부 의사는 소리를 지르며 역정까지 낸다. 이같이 양의와 한의에 미묘한 기류가 흐르는데, 현대의약에서는 한방과 같이 보약의 개념이 성립될 수 없기 때문이다.

한방에서는 모든 본초(本草) 중 특히 인체의 선·후천적 허약과 부족, 병후의 쇠약, 체질을 보강·개선해 주는 보양약을 보약이라고 말하는데, 보통 정상인이 몸에 특별한 병이 없이 편식하지 않고 고르게 음식을 섭취하면 영양에는 아무런 장애를 받지 않는다는 게 한방·양방의 상식이다. 여기에는 굳이 보약이란 말이 해당되지도 않는다. 그러니까 한방 보약은 어디까지나 비정상인에게 해당되는 말이다. 즉, 보약은 신통한 영양분이 농축된 '슈퍼 영양제'가 아니라 부족한 요소를 보충해 인체의 평형을 유지하고 질병을 치료하는 요법이다.

양방약은 화학약품이 위주가 되어 치료에도 국소적·획일적이기 때문에, 영양을 공급한다는 면에서 비타민류나 호르몬류를 계속 투여하게 되면 몸에 축적되어 중독 또는 부작용이 유발되는 경우가 더러 있다. 반면 한방에서 말하는 보약이란, 본초 중의 상품(上品)에 속하는 약재를 써서 개개인의 체질과 병에 알맞도록 처방한 결과, 보약으로 원기를 돕고 하제로 병을 고치는 일을 하기 때문에 중독이나 부작용이 없다.

화학치료, 방사선치료, 항암치료 등으로 몸이 지치고 쇠약해진 암환자나 결핵 환자, 기타 대수술을 한 환자들은 좋은 음식을 먹고 원기를 보해야 하는데, 이것이 여의치 못하면 몸은 점점 더 쇠진하게 되어 이런 상태로 계속 치료를 받는다면 환자는 죽어간다는 결론에 이르게 된다. 이때 만약 체질에 맞는 한약 처방에 의한 종합 보약제를 겸용한다면 의외로 빠르게 회복되는 일이 생길 수도 있다. 그러므로 이런 경우에는 양약에 한약을 같이 복용하면 더 긍정적으로 작용할 것이다.

다만 한약재료에, 특히 수입품에는 농약성분이 많은데, 여기서는 이러한 것들이 배제된 것을 전제로 한다. 그렇지 않으면 몸에 더 해를 끼칠 수가 있다. 또한 건강한 사람 중에는 보약을 건강식으로 알고 한의사 처방도 없이 약령시장에서 무분별하게 구입해 마음대로 달여 먹는 일이 많은데 이것은 위험천만한 일이므로 삼가야만 한다. 즉, 사람마다 체질과 병력과 증상이 모두 다르기 때문에 남에게 좋은 약이 내게는 독이 될 수도 있다. 그래서 꼭 한의사의 처방에 따라 먹어야 한다.

나는 위 수술 후나 대장 수술 후에도 보약은 먹지 않았다. 다만, 항암치료 기간 중 장모님이 추어탕을 계속 끓여주어 먹었는데 이것은 단백질 보충 차원에서 먹은 것이지 보약으로 먹은 것은 아니다. 그래도 보약이라고 한다면 이것이 유일한 것이었다.

극복 Tip 8

환자와 감기

사계절 중에서도 환절기에, 특히 겨울철이면, 불청객 감기가 꼭 찾아온다. 의학이 발달되었다고 해도 아직까지 감기 바이러스에 대항하는 치료 약 하나 개발하지 못하고 있는 실정이다. 그래서 감기에 걸리면, 앓는 기간이 그냥 두면 10일, 병원에 가면 7~8일이 걸린다고들 한다. 병원에 가도 치료약이 없고, 다만 열이 내리거나 목 아픈 통증을 완화시키는 정도라는 뜻이다.

갓난아기들은 젖떼기 전까지는 모유 덕에 감기에 잘 안 걸리지만, 젖 떼고 나서부터는 어느 정도 클 때까지 대부분 감기를 달고 사는데, 이것은 면역력이 부족하기 때문이다. 커서 성인이 되어서도 스트레스를 많이 받는 가운데 거기다 몸까지 무리하게 움직이면 어김없이 몸살과 같이 감기가 찾아든다. 건강한 사람한테는 감기가 좀처럼 들지 않지만 몸이 약하면 쉽게 찾아드는데, 이 감기가 바로 만병의 근원이 되는 것이다. 감기를 그냥 두면 더 큰 병을 초래하기 때문에 환자들은 감기를 우습게보지 말고 감기에 조심하며, 감기에 걸리면 바로 병원을 찾아야 한다.

감기 바이러스에 감염되면 우리 몸은 그 바이러스와 싸우느라 열이 난다. 열이 나면 인체의 대사가 가속되고, 자연히 산소를 많이 필요로 하게 된다. 이에 따라 산소를 많이 얻기 위해 호흡이 빨라지고,

내쉬는 숨에 섞여 몸 안의 습기가 빠져나간다. 동시에 인체는 열을 끌어내리는 메커니즘의 하나로 피부를 통해 습기를 공중에 증발시킨다. 땀을 흘리는 것도 이 메커니즘에 따른 습기 발산 작용인 것이다.

이런 식으로 빠져나가는 물기를 보충하지 않고 방치하면 자칫 심각한 위험을 불러올 수 있다. 변비가 생기거나 악화될 수 있고, 기관지 점액을 끈끈하게 만들어 허파로부터 나오는 노폐물의 배출을 방해할 수도 있다. 심하면 허파조직이 상해 폐렴으로 진행될 가능성도 있다. 또한 환자는 면역력이 떨어져 다른 합병증이 올 수도 있다. 그러므로 감기에 걸리면 목이 마르지 않아도 물을 많이 마시는 게 좋다. 맹물뿐 아니라 차(茶), 스포츠음료, 비타민이 풍부한 과일 등을 주스로 만들어 먹는 것 모두 도움이 된다. 단, 바이러스성 감기에는 특효약이 없다.

감기 초기에는 따뜻한 음식을 먹고 일찍 자며, 안정하는 일이 가장 중요하다. 증세에 따라 항히스타민제(抗histamine劑)나 해열 · 진통제를 사용해도 좋다. 하지만 어디까지나 증세를 일시적으로 경감시킬 뿐, 감기 자체가 약으로 치료되는 것은 아니다. 그래서 환자는 가능하면 약을 복용하지 않는 것이 좋다. 왜냐하면 해열제의 경우 득보다는 신부전을 잘 일으키는 부작용의 해가 더 크기 때문이다.

감기는 만병의 근원이므로 소홀히 하면 폐렴 · 중이염 · 신장염 · 축농증 등의 합병증을 유발할 수 있으므로, 감기가 오래 계속되거나 고 열이 계속될 때는 의사의 진찰을 받고 치료를 받는 것이 좋다. 감기에 걸리면 내과를 찾는 사람이 많은데, 비염 · 인두염 · 편두선염 · 후두염 등의 증세가 있을 때에는 이비인후과를 찾아야 하며, 인플루엔자 · 기관지염 · 폐렴 등은 내과를 찾도록 한다.

감기의 예방법으로는 현재 인플루엔자 이외의 감기의 예방 백신은 없다. 일반적인 예방으로는 유발 요인이 되는 과로나 수면 부족을 피하고, 선잠이나 갑자기 찬 곳으로 가는 것 등을 피하는 한편, 겨울에는 감기예방 차원에서라도 가습기 정도는 꼭 갖추는 것이 좋다.

또, 평소에도 건포 · 냉수마찰로 피부를 단련시키는 것도 감기 예방에 좋다. 건포 · 냉수마찰은 긴 마른 수건이나 찬물에 적신 수건을 이용해 살이 벌겋게 될 정도로 피부를 문질러 혈액순환과 호흡을 돕고 면역력을 높여주는 건강법이다. 얼굴로 시작해서 팔은 손끝에서 어깨쪽으로, 배쪽은 배꼽을 중심으로 둥글게, 다리는 발끝에서 허벅지 방향으로 몸의 각 부위를 약간 뜨거울 때까지 수건으로 문지르는 것이 방법이다. 샤워하기 전에 하는 것이 가장 이상적으로, 목욕보다 피부 건강과 혈행을 촉진하는데 더 효과가 있다. 특히 건포마찰의 경우 피부 바로 아래에 약 80%가 있는 백혈구를 자극해서 백혈구의 원기를 북돋아 주는 역할을 한다고 한다.

면역력이 약한 암 환자일수록 작은 감기가 나쁜 결과를 불러올 수 있다. 그러므로 암 환자는 평소 앞서 소개한 감기 예방법을 생활화하여 감기에 걸리지 않도록 조심하여야 한다.

극복 Tip 9

환자와 활성산소

지구상 인류가 앓고 있는 질병은 대략 3만 6천 가지 정도로 많은데 이 모든 질병의 원인 중 최상이 바로 활성산소일 정도로 우리 몸에 해를 끼치고 있다.

우리들은 매일 낮이나 밤이나 숨을 쉬고 살아가고 있다. 즉, 산소를 마시고 살아가고 있는 것이다. 우리에게 잠시도 없어서는 안 될 공기, 이 고마운 공기 중에는 불행하게도 비록 적은 양이지만 독성산소인 '활성 산소', 영어로는 프리라디칼(free radical), '유리기 산소'라는 것이 있다. 이 독성산소는 우리 몸 안에 들어와 우리가 모르는 사이에 노화를 촉진시키고 암을 유발한다. 생명을 유지해 주는 고마운 산소의 이면에는 우리에게 엄청난 피해를 주는 나쁜 면도 있는 셈이다. 이처럼 활성산소는 세포의 유전자를 손상시켜 암을 일으키는 원흉 가운데 하나이다.

활성산소는 파괴력이 대단한 분자로서, 유전자를 만드는 핵산을 파괴하기 시작하면 비정상적인 돌연변이가 세포의 활성을 변화시켜 무서운 암세포로 전이된다. 산소가 생명을 유지하는 데 필수요소이면서도 활성산소 때문에 노화는 물론, 암이란 대가를 치러야 하니 아이러니라 할 수 있다.

환자에게 있어서 산소는 각종 질병의 원인이 되기도 한다. 산소는 암이 발생하는 원인으로, 체내의 산소부족이 결정적인 원인이 된다. 산소만 체내에 충분히 공급되면 정상적인 세포의 기능이 강화되기 때문이다. 암세포는 산소가 결핍되거나 무산소 상태에서 잘 자라기 때문에 암을 치료하는 데는 산소공급이 요구된다. 그러므로 산소가 체내에 풍부하게 공급되어야 면역성이 강화되어 재발하는 암세포를 처리할 수 있게 된다.

보통 사람은 1시간에 32리터의 산소를 들이마신다. 운동을 하면 그 양의 12배가 필요한데, 우리가 인체에 받아들인 산소의 5%가 활성산소가 된다. 우리가 호흡을 통해 들이마신 산소는 미토콘드리아 내에서 세포의 대사와 기능을 유지하기 위해 필요한 에너지, 즉 ATP를 만드는 과정에 이용되면서 강한 독성을 지닌 활성산소가 생성된다. 활성산소는 미토콘드리아 이외에도 체내 여러 곳과 활성화된 백혈구에서도 생기며 대기 중에도 존재한다. 또 방사성 물질, 오존, 농약, 중금속 오염, 음주, 항암제 등과 같은 외부환경에 의해 신체는 끊임없이 활성산소를 생성한다.

원래 활성산소는 몸 안에서 유익한 작용을 하는 것으로 알려졌었다. 백혈구는 활성산소를 만들어 몸 안에 들어온 곰팡이나 세균을 산화하여 죽이는 작용을 한다. 이처럼 활성산소는 우리 몸에 상당히 고마운 존재인데, 이 활성산소가 몸 안에서 너무 많이 생기게 되면 그것이 인체의 세포까지 공격하는 것이다.

그러나 우리 몸은 다행스럽게도 활성산소를 없앨 수 있는 항산화효소계를 가지고 있다. SOD(Superoxide dismutase), 글루타치온 퍼옥시다제, 카탈라제 같은 효소가 있어 이들이 과잉 생산된 활성산소를 없애버린다. 이러한 활성산소는 대부분 음식물을 섭취해 에너지로 바꾸는 과정에서 주로 생기는데, 이것은 다른 원소들과 결합하는 높은 반응성 때문에 세포가 만들어낸 효소에 마구 달라붙어 효소가 제 기능을 못하게 하거나, 세포 내의 DNA와 단백질을 직접 손상시키기도 하는 것으로 알려져 적절하게 소식(小食)을 해야 할 필요성도 일깨워 준다. 과식으로 음식물을 많이 섭취할 때 활성산소가 생성되는데, 섭취한 음식물을 에너지로 전환시키는 신진대사의 부산물로 활성산소가 발생하기 때문이다. 과식했을 경우가 절식했을 때보다 훨씬 많은 양의 활성산소를 생산한다고 한다. '대식은 병의 원인, 소식은 건강의 비결'이란 말은 바로 이 과잉 섭취의 폐해를 우리들에게 경고해주는 교훈인 것이다.

인간을 비롯하여 동식물 등 산소를 소비하는 모든 생명체에서는 에너지 대사 과정에서 강한 독성을 지닌 활성산소가 생성된다. 그런데 만일 과도하게 생성되면, 세포 손상을 초래하여 노화하거나 암을 비롯한 각종 질병의 원인이 된다. 다시 말해, 활성산소는 지방질을 산화시키고, 발암물질 생성을 촉진함은 물론 인체 내에서 유전자나 세포막 등을 손상시켜 노화를 촉진시킨다.

최근 과학계에서 '산소 스트레스' 문제를 제기했다. 인간의 노화현상이나 암을 비롯한 대부분의 성인병 원인도 활성산소로 인한 산화현상이라는 활성산소설의 대두다. 늙고 병드는 것도 산화력이 아주 강한 활성산소로 인해서 몸이 녹슨다는 이론이다. 그래서 운동을 너무 많이 하면 그 활성산소가 우리 몸을 공격하기 때문에 그만큼 우리 몸도 노쇠해지는 것이다. 평균 수명을 직업별로 분리하면 종교인이 최장수하고, 정치인 · 연예인의 순인데, 우리 상식과는 다르게 운동선수의 평균 수명이 종교인보다 16년이나 짧게 나오는 것은 그 때문인 것이다.

앞서 말했듯이 활성산소는 암을 비롯해 노화, 동맥경화, 노인 치매증 등의 원인으로, 인체질병의 90%를 유발한다. 이를 줄이려면 항산화 작용과 산화 작용을 억제하는 항산화 물질(산화방지제), 즉 활성산소의 피해를 줄여주는 식품을 많이 먹어야 한다. 주로 베타카로틴, 비타민C, 토코페롤이 들어 있는 채소, 과일, 해조류, 버섯류이다. 그리고 활성산소를 대량으로 발생시키는 원인인 흡연이나 음주, 스트레스, 식품 첨가물, 대기오염, 자외선, 방사선, 과식, 빈번한 간식 등의 발암 촉진인자를 최대한 억제하거나 금지해야 한다.

또한 암의 예방이나 치료를 위해서는 이 활성산소를 없애는 기능이 대단히 중요하다. 녹황색 채소나 과일, 녹차 등에 들어 있는 SOD 유사 물질인 폴리페놀 또는 폴라보노이드 등이 활성산소를 없애주는 역할을 한다. 이들은 분자량이 적으므로 우리 몸에 충분히 흡수될 수 있어 세포 속으로 들어가 SOD와 유사한 작용을 함으로써 활성산소로부터 우리 몸을 보호할 수 있다. 따라서 활성산소의 작용을 소멸시키는 항산화제의 섭취가 반드시 필요하다.

특히 저분자 항산화제를 보충하기 위해서는 다양한 채소와 녹·황·적색의 5가지 과일을 매일 먹을 필요가 있다. 또 항산화제들은 독자적으로 항산화 기능을 발휘하지만 함께 복용 시 상호작용에 의해 항산화 기능이 더욱 상승되기 때문에 비타민A·C·E가 다량 함유된 여러 종류의 항산화제를 함께 복용해야 한다. 또 정미되지 않은 곡류나 콩류, 그리고 마늘 등에 다량 함유되어 있는 셀레늄(Selenium)은 필수 무기질로, 일부 미네랄(무기질)과 함께 활성산소를 제거하는 효소의 구성성분이다. 세포의 산화를 방지하여 암 발생을 억제하는 효과까지 있기 때문에 우리가 매일 섭취해야만 한다.

극복 Tip 10

환자와 저산소증

세포의 산소부족은 암을 불러일으키는 중요한 원인 중 하나다. 1931년 노벨의학상을 받은 독일의 생화학자 오토 바르부르크 박사는 "인체세포는 산소가 부족하면 생명을 유지하기 위해 암으로 변한다"고 주장했다. 환자에 있어서 산소는 암이 발생하는 원인으로 체내에 산소부족이 결정적인 원인이 된다. 산소만 체내에 충분히 공급되면 정상적인 세포의 기능이 강화되기 때문이다.

저산소증, 즉 산소가 부족하면 몸의 면역체계에 손상을 입어 암이 좋아하는 상태가 되어 암세포의 발생을 촉진한다. 또한 혈중산소가 부족하면 체내에 노폐물이 쌓이게 되고, 이 노폐물이 유전자에 손상을 입히게 되어 암이 발생할 수 있다. 반대로 몸에 산소공급이 잘 되면 백혈구 활동이 왕성해 면역력이 강화돼 암도 치료한다. 암세포는 산소가 결핍되거나 무산소 상태에서 잘 자라기 때문에 암을 치료하는 데는 산소 공급이 요구된다. 즉, 산소가 체내에 풍부하게 공급되어야 면역력이 강화되어 재발하는 암세포를 처리할 수 있다.

특히 암 환자에게 산소부족은 치명적이다. 산소부족상태인 수면무호흡증이 있는 암 환자가 증상이 없는 암 환자보다 사망률이 3배 이상 높은 것으로 나타났다. 호주 시드니대 간호대학 연구팀이 397명을 대상으로 1990년부터 20년간 추적 연구한 결과에 의하면 잠을 자는 도중에 일시적으로 기도가 막혀 호흡이 멈추는 증상인 수면 무호흡증이 암세포의 성장을 촉진해 암 환자의 사망률을 높인다고 했다. 그래서 중증 수면 무호흡증 암 환자는 원활한 산소 공급을 위해 산소 양압기로 몸속에 산소를 넣어 치료해야만 한다.

암세포를 잡아먹는 역할을 하는 것이 대식세포와 T세포인데, 체내에 산소가 풍부하게 공급되어야 대식세포와 T세포의 기능이 더 강화될 수 있다. 그래서 환자가 있는 가정에선 공기청정기, 산소발생기 설치도 고려할만하다. 또한 집 안에 다양한 화초를 키우거나 등산을 자주 다니고, 공기 좋은 산에서 마음껏 산소 마시는 것도 치료 효과를 높인다.

참고로 대기 중 평균 산소농도는 21%인데, 도심 시내는 이보다 낮은 20.4% 이하다. 반면 숲속 공기의 산소농도는 21~23%로 높다. 그래서 많은 사람들이 산이나 숲을 찾아 떠나는 것이다.

극복 Tip 11

환자와 운동

환자의 경우 적절하고 적당한 운동은 환자의 식욕을 돋우고 심신의 균형을 잡아준다. 그보다 더 중요한 것은 운동이 환자에게 긴장감에서 벗어날 수 있는 힘과 자신감을 심어준다는 사실이다. 하지만 운동 자체가 암 환자를 치료하는 방법이라고 생각하고 맹목적으로 집착하는 태도는 지양해야 한다. 운동은 절대 치료가 아니다. 단지 운동으로 체력을 보강하게 하여 치료의 밑거름으로 쓸 뿐이다. 오히려 심한 운동은 체력을 떨어뜨리는 역기능을 초래한다.

어느 날 집사람에게서 들은 얘기다. 집사람이 잘 아는 언니의 남편이, 휴일은 물론 평일에도 북한산을 자주 가는 등 평소 운동을 많이 해 몸 관리를 잘하는 편인데도 암에 걸렸다고 한다. 그 언니는 집사람에게 운동을 열심히 해도 소용없다고 푸념을 했다고 한다.

이같이 암에 걸린 사람들 중에 운동을 많이 했거나 건강에 자신 있는 환자일수록 자기가 암에 걸린 것을 믿지 않거나 검사 결과에 항변하는 경우가 많다. 병원 복도에서 환자나 그 가족들과 얘기해 보거나 각종 투병기를 보아도, 운동은 물론 평소 건강에 자신 있는 사람이 병에 더 잘 걸린다.

환자에게 있어 운동은 만병통치약은 아니지만, 꼭 필요한 것이기는 하다. 그러므로 환자는 가급적 공해에 노출이 덜 된 곳에서 맑은 공기를 쐬며 가벼운 운동을 지속하는 것이 바람직하다.

운동의 이로움을 소화기 계통을 예로 들면, 운동은 장운동을 촉진하고 음식물의 통과 속도를 증진시킨다. 또 게실염을 포함한 여러 위장장애의 발생을 감소시킨다. 음식물이 체내를 빨리 통과할 경우 독소와 발암물질이 체내에 머무는 시간도 짧아져 결장암 같은 질병의 발병률이 크게 낮아질 수도 있다.

성인이 된 후 활발한 운동으로 보낸 1시간은 수명을 1시간씩 연장시킨다는 연구 결과도 있으며, 실제로 규칙적인 운동을 하는 사람들은 모든 암에 있어 발병률이 낮다. 운동을 하게 되면 유연성과 기력이 좋아지고, 또한 심혈관이 더욱 넓어지고 체중이 감소하며 혈압이 저하되는 등 신체에 좋은 영향을 미친다. 또한 그 무엇보다도 운동의 가장 큰 긍정적 영향은 정신적인 이로움이다. 즐거움, 열정, 정신적 활력 등을 바로 얻을 수 있는 것이다.

그럼 운동 요법이 환자에게 어떠한 효과가 있을까? 하나는 심폐기능이 강화되어 혈액 순환을 개선해 울혈 현상을 제거하고, 체내에 많은 산소를 공급하여 암세포의 재발을 막아주며, 신진대사를 향상시켜 인체의 면역성을 강화하는 것이다. 다른 하나는 죽음의 공포를 극복할 수 있다는 것이다. 운동으로 얻은 즐거움과 열정 등 긍정적인 정신적 에너지는 암의 공포를 극복하게 하고 삶에 활력을 가져다준다.

수술이나 화학요법, 방사선 치료 등을 받으면 고통이나 부작용으로 인해 신체기능과 체력이 급격히 떨어지게 마련이다. 그래서 많은 암 환자들이 신체적인 피로를 극복하기 위해 휴식과 안정을 취한다. 그러나 오랜 시간 동안 침상에 누워만 지내다 보면 심폐기능과 근력 및 관절의 힘이 떨어지고 면역 기능이 약해져 회복이 더디게 된다.

지나친 휴식이 오히려 독이 된 것이다.

암 환자에게 있어 운동은 약해진 신체기능을 회복시키고, 적당한 피로감으로 숙면을 취할 수 있게 하며, 떨어진 식욕을 다시 불러일으키는 역할을 한다. 일반적으로 암 환자는 체력이 약해져 있기 때문에 몸에 무리가 가지 않는 선에서 가볍게 운동하는 것이 기력 회복이나 체력 보강에 도움이 된다.

무리한 운동은 오히려 신체 내에서 스트레스로 작용하여 면역력을 떨어뜨리고 근육을 손상시킬 우려가 있다. 모 방송국 직원은 하루 중 잠자는 시간만 빼고 일하는 스튜디오 내에서까지 거의 모든 시간을 운동에 매달릴 정도로 몸을 아끼고 건강만을 생각했었다. 그런데 그만 어처구니없이 젊은 나이에 세상을 떠나고 말았다. 사인은 지나친 운동으로 몸이 혹사되었고, 활성산소 과다의 '과로사'로 밝혀졌다. 이처럼 아무리 좋은 운동이라도 지나치면 안 된다. 도리어 화가 될 수 있다.

따라서 환자에겐 간단한 맨손 체조와 가벼운 산책 정도나 맑은 공기를 마실 수 있는 등산이 좋다. 특히 암 치료 중에 신선한 산소를 많이 마시는 것은 아주 중요한 의미를 지닌다. 암세포는 저산소 세포이므로 산소를 싫어한다. 그래서 체내에 산소 공급이 원활하면 암세포의 재생을 방지할 수 있는 효과를 준다.

운동은 크게 유산소·무산소 운동으로 나뉜다. 쉽게 풀어보면 말

그대로 숨을 쉬면서 하는 운동과 그렇지 않은 운동이라는 뜻이다. 유산소 운동은 운동에 필요한 에너지를 만들기 위해 산소가 필요한 운동이다. 주로 지방을 에너지 연료로 쓰고, 운동 후 피로 물질이 적게 축적된다. 그래서 체지방을 감소시켜야 하는 다이어트 요법에는 유산소 운동이 주요한 기본 운동이 된다.

또 유산소 운동은 산소 공급이 잘 되어야 하기 때문에 5분 이상 지속할 수 있는 운동 강도라야 한다. 전신의 관절을 활발히 움직여야 하고 5분 이상 지속되어야 운동 효과가 나타나기 때문이다. 유산소 운동을 꾸준히 하게 되면 심장이나 혈관이 튼튼해지고, 혈액 중 콜레스테롤과 중성 지방의 수치가 낮아져 성인병 치료에 탁월한 효과를 보이게 된다.

반면 무산소 운동은 운동에 필요한 에너지를 산소 없이 생성하는 운동으로, 피로 물질인 젖산이 축적되는 단점이 있다. 그러나 무산소 운동은 근육의 크기와 힘을 증가시키므로 유산소 운동과 함께 꾸준히 실천하면 체력을 증강시킬 수 있다.

우리가 주변에서 할 수 있는 유산소 운동으로는 걷기, 천천히 달리기, 뛰기, 수영, 자전거 타기, 댄스, 에어로빅 등이 있다. 그리고 주변에서 쉽게 할 수 있는 무산소 운동으로는 역도나 100m 단거리 달리기, 100m 단거리 수영, 골프나 테니스의 스윙 동작, 보디빌딩, 던지기 등이 있으며, 이와 같은 무산소 운동과 유산소 운동을 동시에

할 수 있는 운동으로는 웨이트트레이닝이 있다.

극복 Tip 12

환자와 수면 그리고 불면증

쾌식(快食) · 쾌변(快便) · 쾌면(快眠)을 인생의 삼락(三樂)이라고 한다. 이 세 가지가 청신호이면 아니 즐거울 수가 없으니, 당연히 정상과 비정상의 척도로 삼고 있다. 예부터 건강지표로 쓰였던 이 세 가지 중에서, 특히 수면은 살아가면서 대단히 중요한 부분에 속한다. 단잠은 여러 가지로 몸에 이롭지만, 그중에서도 우리 몸의 면역력을 높여주는 점이 주목할 만하다.

환자들은 신경이 예민한 데다가 앞날에 대한 불안까지 겹쳐 보통 잠 못 이루는 날이 다반사인데, 수면부족은 건강에 직접적으로 나쁘게 작용하기 때문에 환자에게 수면은 대단히 중요하다. 특히 밤에 잠을 안 자면 얼마나 나쁜가 하면 촌에서 농사를 짓는 사람들은 다 아는 사실이지만 차들이 많이 다니는 찻길 주변에서 자라는 벼는 불빛과 소음 등으로 낟알이 제대로 여물지 못해 쭉정이가 많아 수확량이 현저히 떨어진다. 또 야간에 영업하는 골프장 주변에선 들깨가 전혀 열리지 않을 정도이니 사람 또한 잠을 못 자면 몸에 나쁘게 작용한다고 할 수 있다. 단잠을 잘 경우 멜라토닌과 성장 호르몬 등 신체 활성

호르몬이 증가하기 때문에 건강에 도움을 준다. 단잠은 우리 몸에 있는 흉선이란 장기의 기능을 높여 우리 몸의 저항력, 즉 면역력을 높여주기 때문이다.

사람은 먹지 않고 견디는 시간보다 잠자지 않고 버티는 시간이 훨씬 짧다고 한다. 그만큼 잠은 사람에게 그 무엇보다 중요하다는 것이다. 잠을 푹 자면 그 어떤 피로도 쉽게 풀린다. 특히 수면 중에 호르몬이 분비되어야만 피로도 회복되고 흡수한 영양을 에너지로 바꿀 수 있다. 또한 전염병으로부터 몸을 보호하는 면역기능도 수면 중에 강화된다. 그래서 충분히 자는 게 그 어떤 운동보다도 낫다고 하는 병원 연구팀의 발표도 있다. 덧붙여 얘기하자면, 야근을 계속하면 생활리듬이 바뀌어 스트레스로 작용하고, 이에 따라 수면부족으로 인해 멜라토닌 생성이 부족하게 되면 면역체계에 이상을 초래해 암 발생 가능성이 높아진다는 연구조사 발표도 있다.

수면을 좀 더 깊이 있게 분석하면, 수면은 짧고 단속적인 수면, 얕은 수면, 꿈을 많이 꾸는 수면 등 수면의 길이나 질이 문제가 되지만, 일반적으로 수면을 취하는 본래 목적은 그날 활동으로 축적된 피로를 잠으로써 푸는 데 있다. 사람은 피로가 축적되면 지하철 좌석에 앉아서도 잠을 잔다. 전쟁 중 기록에 의하면 걸으면서 잠을 잔 병사도 많이 있다고 한다.

그러나 그 반대로 몸이 잠을 요구하지 않으면 잠자리에 들어 자려고 아무리 애를 써도 좀처럼 잠을 이룰 수가 없다. 자려고 노력하면 할수록 잠은 점점 더 오지 않고, 그것이 심해지면 꿈속에서도 불면으로 고통스러워한다. 그 정도 되면 잠에서 깨어나도 잤다는 느낌이 전혀 들지 않는다. 불면증 환자의 증가와 현대인의 평균 수면 시간이 줄은 것은 성취에 욕심내고 몸과 마음을 혹사시킨 결과이다. 잠은 이성적인 노력만으로는 오지 않는다. 뇌가 주변 상황을 평화 상태로 인식하고 감성적으로 편안해야 잠이 오도록 설정되어 있다.

사람은 평균적으로 인생의 3분의 1을 잠으로 보낸다. 만일, 어떤 사람이 그 시간만큼 잠을 자지 않는다면, 수면 시간이 짧으면 짧을수록 인생이 길어지는 셈이 된다. 나폴레옹은 하루 3시간밖에 자지 않았다고 한다. 그럼에도 문제가 없었다.

그렇다고 잠을 이렇게 짧게 자라고 하는 것은 아니다. 자연스럽게 가족과 단란한 시간을 보내거나 집안일을 돕고, 잠은 몸이 요구하는 만큼만 자면 된다. 아침에는 정해진 시간에 일어나 산책을 하면서 이른 아침의 신선한 공기를 마시고, 미리 준비한 일정대로 행동해도 피로하거나 몸에 이상이 없다면, 굳이 수면시간에 연연할 필요는 없다.

다만 미국 보스턴대 의대 대니얼 박사팀은 수면 시간이 사망률에 결정적인 영향을 미친다는 연구 조사 결과를 발표했는데, 하루 7~8시간 자는 사람들에 비해 9시간 이상 자는 사람들은 14년 이내에 사망할 가능성이 70% 높고, 6시간 자는 사람들은 50% 이상 높다고 한다. 결국 수면을 너무 많이 취해도, 너무 적게 취해도 좋지 않으므로, 적당한 수면, 즉 7~8시간 수면을 취해야 한다는 것이다.

변비인 사람이 '매일 쾌변을 봤으면' 하는 것처럼 잠을 잘 못 이루는 사람이 '매일 밤마다 잠을 푹 실컷 잤으면' 하는 바람은 당연한 것이다. 그래서 흔히들 단잠을 보약이라고 한다. 우리 몸의 흉선이란 장기는 면역반응을 담당하는 T세포를 만들어 혈액으로 내보내는 작용을 하는데, 불면은 이 흉선의 기능을 떨어뜨리고 이 흉선이 퇴화하면 면역력도 점차 떨어져 각종 질병을 이겨내지 못하게 된다.

수면과 불면을 생리적인 면에서 본다면, 뇌파질(腦波質)의 빈혈로 인해서 머리(뇌)에 피가 줄어들어 잠이 오고, 반대로 머리에 피가 많이 모여 충혈이 될 때 불면증이 생기는 것으로 진단한다. 한 가지 일이나 문제에 골몰하거나, 격분하면 불면증이 생긴다. 걱정거리가 생겨도 마찬가지다. 흔히들 "많이 먹으면 금방 졸린다"느니 하는 말들이 많은데 그것은 음식물을 섭취하면 소화력을 돕기 위해 피가 위장으로 모이기 때문에 머리에 빈혈이 생겨 잠이 오는 것이다. 그래서 불면증 치유 방법으로 운동이나 몸을 쓰는 일, 아니면 목욕을 권하는 것이다. 이것은 피가 머리에 머물지 않고, 온몸을 돌아 신진대사를 촉진시키고, 피로소(疲勞素)가 생겨 잠이 오도록 하기 위한 것이다.

불면증 환자들의 하소연을 들어보면, 애당초 처음부터 잠을 못 드는 밤보다도 악몽 등에 놀라 깨어나거나 새벽 1시~3시 사이에 깨어나 이런저런 공상으로 꼬박 밤을 새울 때가 더욱 고약하다고 한다. 환자들은 보통 현재의 치료와 앞으로 발생할 일들에 대한 여러 가지 복잡다단한 생각과 한편으론 미래에 대한 막연한 불안과 걱정, 그리고 우울증 등등의 요인으로 잠을 못 이룬다. 이렇게 잠을 못 이루는 날이 계속되면 몸에 해롭다.

그러면 어떻게 이런 불면증으로부터 탈출할 것인가? 쉽지는 않지만 주변에서 자기에게 맞는 방법을 찾아야 한다. 우선 매일 샤워를 해보기도 하고, 자기 전에 따뜻한 차나 우유를 마시거나, 명상이나 자기최면법 등을 써보거나, 가슴 아래는 따뜻하게, 가슴 위는 차갑게 하는 잠 잘 오는 수면자세 등을 취해보는 것도 좋은 방법 중에 하나가 될 수 있다. 또한 발끝부딪치기를 하거나 누워서 손발을 들고 털다가 탁 내려놓아 이완시키는 방법도 불면증 대처에 좋다.

불면증은 수면을 이루지 못하는 일, 특히 그 습관적 만성을 이르는 말인데, 실제로는 불면이 아닌데 불면으로 생각하는, 신경증으로서의 불면 등이 상당히 많다고 한다. 따라서 이와 같은 증세에 시달리는 사람은 항상 수면부족을 호소하게 된다. 만성 불면증이나 습관성 불면증 등 대부분의 불면증은 이와 관계가 깊다. 정신병의 약 30%는 주로 불면증으로 나타난다. 불면증에 걸린 사람은 8시간 정도를 자지 않으면 안 된다고 굳게 믿고 있는 데 문제가 있다. 그러한 상식에 집착한 나머지 오히려 더욱 잠이 오지 않게 된다. 수면시간의 양 같은 것에 절대로 얽매여서는 안 된다. "잠이 안 오면 아침까지 일어나 있으면 되겠지"라는 느긋한 마음가짐이 필요하다.

불면증을 고치려면 오래 잘 생각은 하지 말고, 잠이 오지 않으면 일어나서 무슨 일을 해 본다거나 밤을 새우면서라도 독서를 하는 편이, 괜히 누워서 안타깝게 잠을 청하는 것보다 훨씬 효과적이다. 내 경우 새벽 3시나 4시에 깨는 날이 많아 그럴 때 글을 쓰면 생각이 잘 떠올랐다.

생리적인 수면법에서 수면제를 먹고 자는 방법도 대안 중의 하나다. 잠 못 자는 것보다는 수면제를 먹고 자는 것이 건강에 낫기는 하

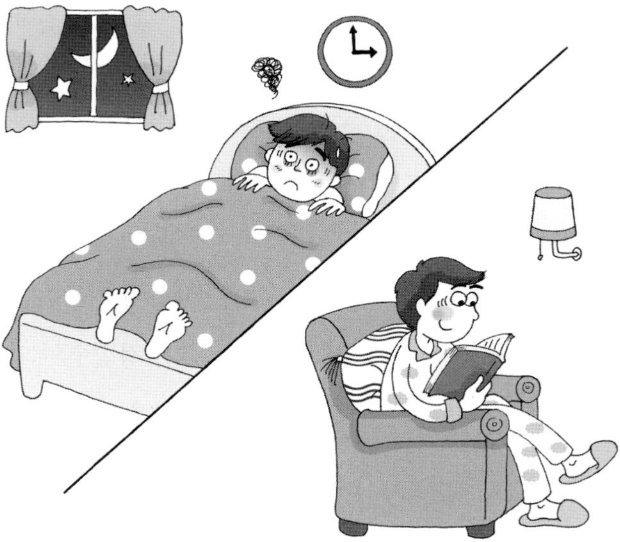

지만, 중독성이 강해 긴 안목에서는 자제하는 것이 바람직하다. 수면제는 상용하는 것이 아니면 한 알씩 복용할 때는 좋은 효과를 발휘해 확실한 수면을 보장해 준다. 단, 주의할 것은 복용량을 반드시 최저한으로 해야 한다. 그 이유는, 중독성과 부작용이 있기 때문이다. 그것만 제외한다면 잠을 자게 해 준다는 것은 인정하지 않을 수 없다. 수면제를 상습적으로 복용할 때 가장 문제 되는 것은 상용하는 동안 정신적으로 수면제에 의존하게 된다는 데 있다. 즉 '약을 복용하지 않으면 도저히 잘 수 없는' 상태가 된다. 수면제를 상습적으로 복용함으로써 생기는 부작용의 위험도 부정할 수가 없는데, 간이나 심장 등에 부담을 주고 그 기능을 저하시킨다. 그 밖에도 구토, 두통, 현기증, 피부발진 따위를 수반하기도 한다. 그래서 잠 잘 자는 것도 복이라면 복이다.

많은 학자들은 30분 정도의 낮잠을 '뇌에 생기를 불어넣는 좋은 양생술'이라 했다. 15~30분간의 낮잠을 즐기는 것은 생산능률이 향상되고 정신 건강에 힘이 된다. 그래서 환자들은 불면으로 부족한 잠을 보충하기 위해서라도 낮잠을 습관처럼 즐겨야 한다.

극복 Tip 13

환자와 우울증

'마음의 감기'라 불릴 정도로 20대부터 50·60대, 더 나아가 고령의 환자도 많은 우울증은 성인 1백 명에서 2백 명 중 한 명꼴로 발병한다고 한다. 특히 환자들은 대수술을 앞두거나 대수술을 한 직후에 생활 변화와 신체 변화로 인해 우울증을 어린아이 홍역 겪듯이 약간씩은 다 겪는다. 다만 모르고 지나갈 뿐이다.

여성의 경우는 특히 폐경기에 우울증 증세를 많이 겪는다. 주변의 한 여성은 49세에서 50대로 넘어가는 나이인데, 어느 날 신문에 난 문화센터 광고에서 영어, 탭댄스를 배우기 위해 문화 강좌 내용을 보게 되었다. 그런데 할머니반을 50세부터 편성한다는 문구를 보고는 울음을 터뜨렸다. 그녀는 그때부터 밖에도 안 나가고, 일을 보아도 몸 움직이기가 싫고, 식구한테 짜증과 투정을 부리는 등 우울증 증세가 생겼다고 한다. 이처럼 주변에서 우울증 환자를 접하는 것은 그리 어렵지 않다.

첨단 정보화, 고도 전문화, 핵가족화 시대를 살아가는 우리들은 촘촘히 짜인 생활로부터 끊임없이 밀려오는 정신적 스트레스의 파도를 바위처럼 묵묵히 견뎌내면서 산다. 그러나 우리들은 누구나, 한 번쯤은 자신의 일상으로부터 달아나고 싶어 하거나, 말 한마디도 꺼내고 싶지 않을 정도로 삶에 대해 염증을 느끼고, 울병 정도는 아니지만 그와 비슷한 '우울증'을 경험하게 된다. 즉, 인간은 사회적 동물인 이상 누구나 가볍게라도 한 번 이상 우울증을 경험하게 되는데, 특히 착한 사람, 꼿꼿한 사람, 진지하게 살아가는 사람들이 훨씬 우울증에 잘 걸린다고 한다.

격랑의 파도가 지나가면 바다는 잔잔해지듯, 우리들은 우울증 속에서도 '희망의 내일'을 믿으며 건강한 삶의 터전으로 복귀한다. 이렇듯 대부분의 사람들이 우울과 희망의 과정을 반복하면서 일생이라는 기나긴 여정을 순탄하게 항해하지만, 간혹 쓸쓸함·슬픔·불안·절망감·허무감·답답함·초조함 등의 복합적인 감정들로 이루어진 침울한 기분이 오랫동안 회복되지 않은 경우가 있는데 이것이 바로 우울증이다.

이렇게 보통의 대류에 섞이지 못하고 오랫동안 절망과 비탄의 진창 속에서 고통스러워하는 나날이 계속되면 정신적으로 불안하고 염세적인 기분이 따르며, 나아가서는 절망감을 견디지 못해 자살 기도까지 하게 된다. 우울증은 반드시 낫는 병이지만, 한편에서는 죽음에 이르는 병이기도 하다. 이러한 이면성이 우울증의 특징이기도 하다.

우울증에 걸리면 기분이 우울하고 초조하며 어떤 일에도 흥미를 느끼지 못한다. 또한 그때까지 해온 생활을 모두 잿빛이었다고 회상한다. 피로감이 심하고 식욕부진, 체중감소, 자발성 결여, 염세적인 기분 따위의 증세들과 함께 불평이 생겨난다. 이같이 우울증은 생기가 없고, 모든 생활이 늘 우울한 병증인데, 경중일 때에는 뚜렷한 애수는 없고, 모든 감정적 공감이 전혀 없어진다. 또한 중증인 경우에는 동기도 없는 심각한 애수에 빠지고 고민을 하며, 허무적이고, 공연한 걱정이나 죄악감과 죄책감이 강해져서 끝내는 자살할 생각까지 하게 된다.

우울 상태는 사람마다 차이는 있으나 보통 6개월 정도면 건강한 정신 상태로 회복한다. 치료방법으로는 심신의 안정을 위한 환경조성이 절대 필요하며, 약물요법으로 항우울제의 투여를 통해 치료한다. 자살의 위험까지 있을 때에는 전기쇼크요법을 사용하는 경우도 있다.

미국 하버드 의대에서 21세기 인류의 생존을 위협할 가능성이 높은 3대 요인으로 심장병, 교통사고와 함께 우울증을 꼽은 대목을 봐도 알 수 있듯이 환자들은 우울증에 깊이 빠지지 않도록 각별히 조심을 해야 한다.

극복 Tip 14

환자와 화 그리고 화병

요사이 사람들은 화(火)를 욱한다 하여 '욱선생'으로 표현한다. 시기 · 절망 · 미움 · 두려움같이 마음을 고통스럽게 하는 독의 총합인 화! 화는 마음의 독이다. 그래서 화를 풀어야 하는데, 반대로 세상엔 화 날 일투성이다. 가슴에 맺힌 응어리를 풀어버리려 해도 배출구를 찾지 못해 분노의 역류가 생긴다. 오랜 기간 참았던 억울하고 분한 감정이 쌓이고 쌓여 어느 순간부터 가슴이 답답하고 심장이 벌렁거리거나 소화가 안 되고 더부룩하거나 답답하고 어지럽다. 또, 초조하거나 목과 가슴에 덩어리가 뭉친 것 같고 쉽게 피로하거나, 몸과 얼굴이 달아오르고 열이 치미는 증세, 이게 화병이다. 즉, 화병이란 불안이나 우울증 또는 심리적 요인에 따른 '신체화' 증세 등이 복합적으로 나타나는 장애라 할 수 있다.

한방에서는 '스트레스와 긴장'이 지속돼 기의 울체로 나타나는 질환(울화병)으로 정의해 오래전부터 주목해 왔다. 갈등의 화열, 큰 병을 앓고 난 뒤 또는 노약자의 허약, 소인의 습담, 어혈, 풍(風)을 요인으로 보고 있다.

남편이 외도를 하거나 경제권을 장악하거나 시댁과의 사이가 껄끄럽거나, 자녀교육 등 심적 고통을 겪는 여성에게 압도적으로 많은 것이 화병이다. 유교적 엄숙주의, 가부장제, 명분·도리·의리·체면을 중시해 불안 심리가 히스테리로 발현하는 '창피문화'가 솔직한 자기주장을 속으로 삭이는 '한'으로 쌓였다는 것이다. 미국 정신과협회는 1996년부터 화병(hwa-byung)을 '분노의 억압에서 기인하는 한국인에게만 나타나는 특이한 현상'으로 '문화연계증후군(culture-boundsyndrome)'의 하나로 분류해 놓고 있다.

전문의들은 "화병과 우울증은 같은 맥락인데도 우울증이라고 진단하면 싫어하지만 화병이라는 진단에는 큰 불쾌감을 보이지 않는 환자가 많다"고 한다. 보통 화병을 질병으로 여기지 않는 경우가 많기 때문이다. 그러나 화병은 죽음에 이르는 병이기도 하다. 마음의 병이 고혈압·심장병·암과 연결됐을 가능성은 현대의학에서도 인정하고 있다.

그럼 어떻게 화를 풀고 화병을 예방할 것인가? 현대는 어차피 스트레스와 함께 살게 되어 있다. 쌓여서 생겼으므로 풀어야 하는 병이 화병이다. 화병을 도박·술·외도 같은 순간적이고 자극적인 쾌감으로 풀려는 것은 오히려 화를 쌓이게 할 수 있다. 그래서 푸는 방법으로는 좋은 취미가 안성맞춤인데, 드라이브·여행·음악·춤·그림 그리기 등 꾸준히 즐길 수 있는 취미가 치료 효과를 높인다고 한다. 특히 환자의 경우 화를 품고 사는 사람이 많은데, 그러면 병이 더 깊어진다.

화를 다스리는 방법은 우선 화가 났을 때 숨을 고르고 마음의 여유를 가지도록 노력한다. 세계에서 가장 존경받는 영적 스승인 베트남 출신 승려 틱낫한의 화를 가라앉히는 대표적인 방법을 해보는 것도 바람직하다. 그는 다음과 같이 의식적인(mindful) 호흡과 보행을 주장하였다.

"의식적으로 호흡하면 자신과 주위의 모든 것을 자각하게 된다. 발이 닿는 그 순간을 자각하고, 호흡을 자각하며 걷는다. 그러면 걸으면서 명상하게 되고, 그것이 우리의 마음을 불의 바다에서 쾌적한 호수로 바꿔 놓는다."

암 환자는 마음 속 응어리가 많아 더욱 많은 화가 나겠지만, 그럴수록 화를 잘 다스려 암이 깊어지지 않도록 해야 할 것이다.

극복 Tip 15

환자와 몸 사랑

그동안 사회생활을 하면서, 살기 위해, 생존을 위해, 살아남으려고 너무나 치열하게 발버둥 치는 과정에서 무관심하고, 무시하고, 혹사해 온 신성하고 귀한 자기 몸에 이제라도 사죄하고, 끊임없이 사랑과 희망의 신호를 보내야 한다. 자기 몸도 자기 몸 귀한 줄 알고 사랑해 줄 때 비로소 최선을 다해 암과 투쟁한다. 이제라도 평소에 자기 몸에 고맙고, 감사하다고 칭찬을 해주는 등 관심을 가져야 백혈구, 대식세포, 자연살상세포 등이 활성화되어 병에 걸리지 않는다.

인간은 망각의 동물로 세월이 가면 잊어버리는데, 예전 힘들었던 몸에 대한 기억도 벌써 잊어버렸을지 모른다. 암을 겪은 사람들은, 힘

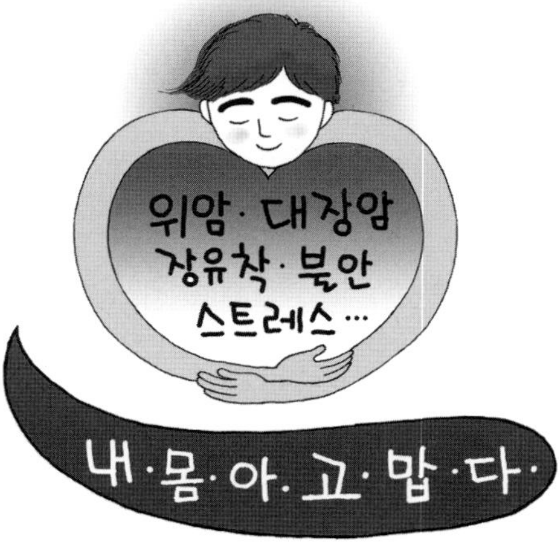

든 수술과 항암치료, 매일 수십 번씩 주삿바늘을 꽂는 등 몸을 많이 혹사시켰을 것이다. 늦은 감이 있더라도 이젠 자신의 몸에게 칭찬과 격려도 해주고 '내 몸아 고맙다'고 말해 주는 등 관심을 가져야 한다.

그동안 살아오면서 남한테만 칭찬을 해주었지 자기 자신에게는 제대로 된 칭찬 한 번 못해 주었다. 이제부터 힘들 때는 자기 자신한테도 '힘들게 해서 미안하다', 잘했을 때는 이름을 부르면서 '잘했다, 수고했다'고 칭찬을 해주어야 한다.

그리고 쉴 때는 푹 쉬면서 몸을 아끼고 사랑해야 한다. 칭찬을 하면 고래도 춤을 춘다고 하지 않았는가. 이번 기회에 자기 몸에 고맙다고 칭찬을 하고, 더욱 사랑해 보자!

신체에도 좋게 작용하여 치유에 더욱더 가속도가 붙을 것이다.

극복 Tip 16

환자와 중용

중용은 유교 경전의 하나로 어느 한쪽으로 기울어지거나 치우치는 일이 없고, 지나치지도 모자라지도 않는 것을 뜻한다. 젊었을 때는 거부했던 교훈이었지만 지금 돌아보면 지극히 많은 일에 있어서 정당한 진리인 것만은 분명하다.

환자에게 있어서 '중용'을 갖추는 일은 무엇보다 중요하고 모든 면에서 꼭 필요하다. 우선 환자에게 제일 중요한 것은 먹거리인데, 소식이 좋다고 해서 식사를 거르거나, 너무 적게 먹으면 면역체계에 영양분을 충분히 공급할 수 없어 영양상의 불균형을 초래하고 면역성이 떨어진다. 또 너무 많이 먹으면 과식으로 인한 문제점이 나타난다. 그래서 적당히 중용을 찾아야 한다.

환자와 같이 몸을 덜 움직이거나, 집안에서 한가롭게 보낼 때는 입이 심심하다고 더 많이 먹게 되는데, 이때도 일을 만들고 찾아서 신경을 딴 곳으로 돌려 적게 먹어야 한다. 반대로 몸을 많이 움직일 때, 특히 운동이나 등산을 했거나, 볼일로 바쁘게 움직였을 때는 정작 더 먹어야 하는데, 그럴 때는 딴 곳으로 신경을 더 쏟아 먹는 것을 잊어버리거나, 몸이 지쳐 입맛을 잃게 되어 도리어 더 못 먹게 된다. 이래서 중용을 찾아야 한다.

'육식을 해야 하나, 말아야 하나' 하는 문제도 중용의 정도를 찾는 것이 중요하다. 앞서 소개했듯이 환자에게 단백질은 꼭 필요하지만, 고기를 너무 많이 섭취할 경우에는 지방 섭취가 많아지기 때문이다.

매일 하는 운동도 너무 강도 높게 하면 활성산소의 과다나 다른 요인 때문에 몸에 부작용이 올 수 있고, 그렇다고 지나치게 쉬어서 운동량이 적으면 기력 회복과 체력 유지에 문제를 발생해 면역력을 떨어뜨려 병을 악화시키기 때문에 중용을 취해야 한다.

사회생활을 접고 너무 집안에만 틀어박혀 있는 등 몸을 너무 움츠리고 안 움직여도 우울증이나 불면증 등이 생겨 치료 효과를 떨어뜨리지만, 너무 왕성하게 활동해 무리를 해도 도리어 건강을 악화시킬 수 있기 때문에 여기서도 중용의 필요성이 요구된다.

한때 비타민C가 좋다고 해서 너무 과다하게 복용한 사람들이 많았는데, 최근 신문·TV 보도에 의하면 너무 과다하게 먹으면 도리어 암이 발생한다고 한다. 이에 건강에 꽤나 민감한 사람들이 '평소에 적당히 먹어 중용을 취했으면 괜찮았을 걸……' 하면서 후회하거나 아쉬워하는 것도 보았다.

큰 병에 걸린 환자들 중, 여생을 돈으로 해결하려고 살아 있는 동안에 돈을 막 쓰는 환자 부류와 남은 여생이 얼마나 남았다고 약도 아까워서 마음 편히 먹지 못하고 병원비 걱정하는 환자 부류가 있는데 이것 또한 중용을 찾아야 한다.

죽음을 맞이하면서도 돈이 많은 사람은 그 많은 것을 남기고 가는 것이 아까워 못 죽고, 없는 사람은 너무 없이 산 게 한이 되어 한번 실컷 돈 많이 벌어 그거 다 써 볼 때까지 죽을 수 없을 것 같고, 결국 돈도 적당히 있는 사람이 죽기도 쉬울 것 같다. 여기서도 중용의 필요성을 느끼게 한다.

그럼 이 같은 중용을 유지하기 위해서 필요한 것은 무엇인가. 그것은 바로 여기에 따르는 노력과 체념인데, 바로 이들의 균형이 중용을 유지하기 위한 관건이라 하겠다.

이같이 환자는 너무 어렵고 힘이 든다고 절망해 모든 것을 포기하지 말고, 또한 몸이 회복되었다고 너무 의욕적으로 일을 벌이지도 말고, 적당히 느긋한 마음으로 중용의 도를 넘어서지 않는 한도에서 양보다는 질이 알찬 삶을 살아야 한다. 환자일수록 '도가 지나치면 부족한 것보다 못하다'는 논어 선진편에 나오는 과유불급의 교훈을 상기하며 더욱더 몸과 마음을 채찍질하여 중용의 균형이 잡힌 생활을 해야 할 것이다.

극복 Tip 17

환자와 사회적 고독

미국의 저명한 과학 잡지 《사이언스(Science)》가 조사한 통계 자료에 의하면 담배를 피우는 사람의 사망률, 즉 사망 리스트 계수가 1.6인데 비해, 사회적 고독의 사망률 리스트 계수는 2.0이다. 사회적으로 고독한 사람의 사망률은 사회적 활동이 많고 인간관계가 많은 사람의 2배 내지는 3배다. 그리고 결혼과 사망의 인과관계를 조사한 연구에서는 독신자가 기혼자보다 일찍 죽을 확률이 담배를 피우는 것보다 더 높은 것으로 나타났다.

인간관계의 고립과 단절만큼 건강을 해치는 행위는 없다. 사회적으로 성공해 비교적 활동이 활발했던 사람이 정년퇴직으로 집에 들어와 앉게 되면, 규칙적인 일상생활로부터 벗어나 갑자기 사회와 격리된 충격으로 인해 얼마 안 가 우울증을 앓기도 한다. 또, 건강하던 사람이 큰 병이 덜컥 나, 입원과 수술을 거치면서 육체적·정신적으로 피폐해진 가운데, 오랜 병실 생활이나 집안에 갇혀 있다시피 하면서 사회생활까지 접는 경우에는 면역력까지 떨어져 기력을 회복하지 못하고 그만 생을 마감하기까지 한다. 이렇게 되는 데는 정신적 요인이 많은 것 같다.

건강이란 뇌를 포함한 심신이 최고로 작동하고 있는 상태를 말한다. 그런데 직장을 잃은 데다 하는 일까지 없어지면 뇌를 쓰며 사고하는 일이 없어지고, 사람들과 접촉하는 가운데 얻게 되는 즐거움이나 정보와 같은 자극이 모두 끊기고 만다. 머리를 쓰지 않게 되면 신경이 둔해지고 뇌 내의 호르몬의 분비가 약화된다. 또 신진대사가 제대로 안 되고 세포의 활동도 약화된다. 그러면 체내 방위력이 약해지고 몸속 치유력이 퇴보하고 적응력이 둔해진다. 그 결과 병원균의 침입이 용이해지는 체질이 되고 아무리 휴식을 취해도 만성적 질환으로 발전한다고 한다.

건강이란 바로 완전한 생명활동을 영위하는 가운데 있는 것이다. 자신의 인생을 걸고 어떤 명확한 목표를 추구하며 매일매일을 싸워나가는 사람이 건강하고 장수하는 이유가 바로 여기에 있다.

고독과 낙엽이 함께하면 감상적이고 시적인 분위기를 자아내지만, 사회적 고독은 그 해악이 크다. 특히 건강하기 위해서 환자는 사회적 고독을 껴안지 말고, 봉사활동도 좋으니 사회활동을 지금보다 더 적극적으로 펼쳐야 한다. 그 가운데 즐거움이 있고 건강이 있는 것이다.

극복 Tip 18

환자와 가정간호

고령 환자나 거동이 불편한 환자, 유난히 병원 생활에 적응하지 못하는 환자를 둔 가족 중에는 '집에서 편리하게 병원에서와 비슷한 수준의 간호를 받을 수는 없을까' 생각하게 된다. 이러한 어려움에 충족되는 제도가 바로 가정간호사 제도이다. 이 제도는 간호사가 가정에 있는 환자를 돌봐주어, 가정간호사의 도움을 받을 수 있는 아주 편리한 제도이다. 중환자들이나 산모 등 거동이 불편한 환자들이 병원 병실이 아닌 자택에서 간호를 받기 때문에, 오가는 수고를 덜고 정서적 안정에도 유익하다.

가정간호제는 1994년 시행되었다. 가정간호사가 재택 환자들에게 욕창 치료, 기관지 절개관 분비물 흡입, 요도관 교체, 인공호흡용 산소 공급 등의 처치를 해준다. 현재는 가정간호를 받으려면 가정간호 시범병원에 반드시 입원한 다음 퇴원해야만 한다. 그래야만 해당 병원의 가정간호과에서 가정간호사를 파견해 주기 때문이다. 그러나 지역 보건소나 대한간호협회 지부가 가정간호사업을 하게 되면 '입원·퇴원'의 절차 없이 환자가 가정간호를 받을 수 있다.

현재 서울시 간호사회는 간호사를 두고 생활보호대상자, 저소득층 환자를 대상으로 지역사회 가정간호제를 시범 실시 중이다. 일반 환자는 퇴원 2~3일 전 서울시 가정간호 시범 센터에 연락하면 가정간호사가 병원을 방문, 담당 주치의를 만나 가정간호 의뢰서를 받는다. 만성 퇴행성 질환자, 불구, 불능 등 거동이 불편한 환자, 암 등의 말기 환자나 그 밖에 주치의가 요청하는 전문 간호 기술이 필요한 환자가 대상이다.

기본 방문료는 교통비를 포함해 2만5천 원, 간호에 필요한 기본 소모품은 간호사가, 일반 기구나 약품은 환자 측에서 준비해야 한다. 가정간호사는 간호 내용이 바뀌거나 환자 상태가 달라질 때 주치의에게 연락해 처방을 받는다. 생활보호대상자인 환자는 보건소에서 판단, 주치의 서명 하에 서울시 가정간호 시범 센터로 보낸다. 시에서 1만5천 원, 서울시 간호사회에서 5천 원을 부담하고, 본인 부담은 없다. 보건복지부는 과잉 의료 행위를 제한한다는 취지로 의료보험이 적용되는 가정 방문을 월 4회로 제한하고 있다. 때문에 이 이상 가정간호사가 처치를 하면 환자들의 부담이 늘어날 수도 있다. 그러나 이 제도가 확대 실시된다면 현 '병원 중심' 체제는 '지역사회 중심' 체제로 바뀔 것이다.

환자들이 가정간호제를 잘만 활용한다면 아주 편리한 제도인 것만은 확실하다.

극복 Tip 19

환자와 간병 보호자 · 주위 사람

환자와 환자 곁의 가까운 사람들은 스트레스 지수가 같다고 할 정도로 양쪽 모두 정신적 · 육체적으로 시달리게 된다. 환자와 보호자, 그것은 바늘과 실의 관계처럼 밀접한 반면 그 사이에는 말 못할 미묘한 것들이 있어 갈등이나 고충 또한 크다.

아무리 환자라지만 상대방 생각은 조금도 하지 않고 오로지 환자 본인만을 생각하고 너무 지나친 언행을 할 경우에는, 보호자는 무슨 큰 죄라도 지은 것처럼 스트레스가 극에 달해 정말 참기 힘든 때도 있다. 또한 반대로 "자기 손톱에 가시 박힌 것은 알아도 상대방 손톱 속이 곪아 아픈 것은 모른다"는 말과 같이, 간병 보호자가 자기에게 닥친 현실적인 문제만을 부각시켜 하소연을 해대거나, 지금 환자가 얼마나 위험한 처지에 놓여 있는지, 정신적·육체적으로 얼마나 고통을 받고 있는지 헤아리지는 못하는 경우도 있다. 더욱이 환자를 일반인 대하듯이 자기 성질 낼 것 다 내기도 하고, 환자를 이해하거나 배려하는 마음은 티끌만큼도 없어, 도리어 환자를 화나게 하고 스트레스만 가중시키는 보호자도 있다.

이처럼 스트레스로 짜증만 내는 환자와 환자를 배려하지 못하는 보호자의 사이가 벌어질수록 갈등의 폭과 고충은 크다. 암 환자의 간병은 특히 힘든데, 그 모든 비위를 맞추는 것이 예삿일이 아니다. 예를 들면, 환자를 환자로 대하면 환자로 본다고 화를 내고, 병이 나은 사람처럼 대하면 또 그렇다고 화를 낸다. 신경을 써주면 제발 내버려 두라고 하고, 신경을 쓰지 않으면 서운하다고 하고 이것저것 비교하면서 뭐 그렇게 서운한 게 많은지, 한도 끝도 없다. 주위 사람들이 찾아오면 찾아온다고, 정상인같이 살 것처럼 대하여도, 얼마 못 살 것처럼 대하여도 이러나저러나 못마땅하기 매한가지인 암 환자는 밴댕이 소갈머리다. 이래서 암 환자를 대하는 것은 무척 힘든 일이다. 그러나 환자 자신이 이런 것을 모르는 경우는 드물고, 알면서도 이를 조절하지 못할 정도로 몸 상태가 좋지 않은 경우가 많다.

이런 것은 몸이 회복되면서 수면 위에 떠올랐던 것들이 하나둘씩 가라앉아 완전히 회복되면 자연히 사라진다. 암 환자는 정신적으로 위축되고, 불안정하고, 특히 정서적으로 불안하기 때문에 보통 일반인같이 아주 정상적으로 볼 수 없다. 그래서 한마디 한마디 조심스럽게 신경 쓰일 말은 아예 처음부터 꺼내지 않는 것이 좋다.

내 경우를 보면 장유착으로 병원에 재입원했을 때 고통으로 정말 힘들었는데, 처갓집 식구들이 놀이동산에 놀러 갔다가 구경하고 오는 길에 온 식구가 병원에 들른 것이 사건의 발단이 되어 나와 집사람이 서로 소원해진 적이 있었다. 놀러 간 것 자체를 안 들었으면 상관이 없는데, 막상 듣고 나니, 누구는 아픈데 이 상황에서 이럴 수가 있나 하는 서운한 생각이 들었던 것이다.

또 장 수술 후 위급한 상황이 하루걸러 전개되면서 힘들었는데, 처제가 운전면허시험을 이때쯤 신청해 놓아서 그것 때문에 병원에 들리지 못했다는 얘길 나중에 들었을 때도 서운했다.

우리 장인어른은 평소에 말이 없이 과묵하시고 법 없이도 살 착하고 성실한 분이다. 그런데도 내가 두 번째 암일 때는 왜 하필이면 우리 사위가 암이냐고 울분과 원망에 섞인 소리를 내 앞에서 토해내셨다. 거기다 장모님은 한술 더 떠서 우리 딸이 불쌍하다고 하시며 한탄하셨다. 처음 사위 얻었을 때 자랑하시던 게 엊그제 같은데, 지금은 환자인 나를 불쌍하게 여기기는커녕 병든 사위를 못마땅하게 여기시는 것 같아 못내 서운하였다. 나는 오로지 처자식 먹여 살리려고 동분서주하면서 한눈팔지 않고, 성실하게 살아오다 이런 병까지 얻었는데 이 과정은 무시하고 딸의 앞날만을 생각하는 강한 어조로 눈물을 흘리실 때는 정말로 '이 상황에서 어떻게 이럴 수가 있나' 하는 서러움과 섭섭함이 교차되었다. 이럴 때, 사위가 아직 젊은데 안타깝고 측은하다고 사랑 섞인 말을 해 줬다면 얼마나 위안이 되고 힘이 됐을까?

우리 형님은 고지식하고 남의 비위를 잘 못 맞추는 편이다. 위암 수술 직후에 "사회생활을 해야 하므로 자주 못 온다"는 씁쓸한 말을 굳이 못 박아 서운했고, 대장암 수술 후 항암치료를 받느라 아파서 고생할 때 "한 집의 가장으로서 아픈 내색도 하지 말고 참으라"고 했을 때도 서운했다. '얼마나 힘드냐' 한마디만 해주었어도 좋았을 텐데…….

그 힘든 항암치료를 6개월 동안 받고 나오던 날, 간호사, 집사람, 부모님, 자식에게만 축하한다는 인사를 받았다. 물론, 주위 사람들이 무관심으로 일관했을 때 눈앞에 가까이 있지 않으니 충분히 그럴 수 있다고 생각하면서도, 사람 마음이 간사하기 그지없어 한편으론 서운한 마음이 들었다. 이렇듯 환자에겐 서운함이 많다. 암 환자를 둔 주위 사람들은 말과 행동을 조심해 약자인 환자에게 좀 더 배려를 해줘야 한다.

환자를 둔 주위 사람들은, 환자가 견디기 어려운 항암치료나 방사선치료 등을 무사히 끝마쳤을 때 전화로 잘 견뎠다고 인사를 한다든지, 케이크로 파티를 열어주는 것이 좋다. 더 나아가 수술 후 5년을 넘기면 제주도나 해외로 여행을 보내주겠다는 등, 사랑으로 가득 찬 마음으로 용기를 불어넣어 준다면, 환자의 치료 효과는 그 어느 경우보다도 상승할 것이다.

극복 Tip 20

환자와 병실 에티켓, 그리고 병 문화

병실의 경우 특실은 입원비가 턱없이 비싸고, 혼자 있다 보면 고독하고 외롭다. 2인실도 마찬가지인데, 그래도 둘이 있으니 마음에 맞는 사람을 만나면 외롭지 않게 잘 어울려 좋지만, 그렇지 못한 경우에는 에어컨 조절, TV 시청 시간, 잦은 방문객으로 인한 소음 등으로 불편함을 겪는다.

나는 위 수술을 했을 때 2인실에서 지냈는데, 옆 환자의 보호자가 밤마다 코를 골아 잠 못 자는 날이 2주간 계속되어 곤욕을 치렀다. 4~5인실부터는 공동으로 생활하기 때문에, 환자를 곁에 둔 만큼 환자를 배려하는 차원에서라도 보호자와 그 주변 사람들이 지켜야 할 것은 지켜야 하는데, 이것이 잘 이루어지지 않고 있는 구태의연한 모습이 오늘날 병실 문화의 현주소다.

일일이 열거하기도 유쾌하지 않지만, 진풍경을 생각나는 대로 정리해 보겠다. 우선 토요일이나 휴일이 되면 아이들을 포함한 친척 등 온 식구가 한꺼번에 몰려 문전성시를 이룬다. 병실 안에 있는 의자로는 부족해 타 병실에 있는 의자까지 옮겨와 진을 치고 떠들어 대는 통에 정작 환자들은 바깥으로 피신해야 하는 상황이 반복된다. 이쯤 되니 나중에 간호사들이 의자를 다시 제자리에 갖다 놓는 것도 일이었다.

식구가 많은 어떤 분은 친척끼리 순번을 정해 10명까지 돌아가며 병간호하는 것을 보았는데 그 모습이 가관이다. 병간호를 하기로 한 보호자가 바뀔 때마다 인수인계하느라고 소란이고, 직장에 나가는 보호자는 취침시간이 지난 11시~12시에 와서 잠을 깨우기 일쑤였다. 빨리 오라는 전화, 몇 시까지는 못 간다는 전화, 병실에 있는 시간도 시간 때우기 식이므로 이쪽저쪽 전화하느라 소음 공해도 심하고 오는 전화도 많아, 병실 전화는 그들이 거의 독차지할 정도였다.

장기 입원하는 환자의 어떤 보호자는 집에서 쌀을 가져다 좁은 병실에 저장해 두고, 병원 공동 전자레인지에서 밥을 해 먹고, 반찬도 뷔페식으로 잔뜩 가져와 병원 가득 냄새를 풍겼다.

어떤 보호자는 별장에 놀러 온 것처럼 자기 주변 사람들한테 매일 전화해서 오라고 했다. 방문객들이 가져온 위문품을 입원실에 있는 환자, 보호자, 간호사에게 일일이 나눠주면서 일단 입을 막은 것까지는 좋았는데, 더욱 가관인 것은 이 방문객들의 대부분이 저녁 9시가 넘어 찾아와 떡볶이, 만두, 중국 음식 등 갖가지 요리를 시켜 먹고 떠들어대는 것이었다. 주변에서 항의하고, 간호사들이 지적해도, 듣는 둥 마는 둥 하며 입원실에서 즐기는 것을 보는 근처의 환자들은 정말로 참기 힘들다. 한마디로 꼴불견의 극치다.

어느 젊은 맞벌이 부부는 남편이 입원을 했다. 여기서 출퇴근하는 것까지는 좋은데, 직장이 멀어서 그런지 꼭 밤 12시 가까이에 와서는 작은 전구를 켜고 달가닥거리며 밥을 먹는다. 환자들은 신경이 예민한데 한두 번도 아니고 이렇게 잠을 깨우게 해도 되는 건지 한번 얘기해 주고 싶었지만 거의 참게 된다.

또한 TV 소음도 환자들에겐 스트레스다. 보통 환자들보다는 여러 가지로 여유가 많은 보호자들이나 간병인들이 TV 채널의 주도권을 잡는다. 물론 심심하니까 그렇겠지만 누가 싫은 소리를 하지 않으면 밤늦게까지 계속 TV를 켜는 등 통제가 되지 않는다. 또 멀리 떨어진 사람이 볼륨을 크게 틀어 놓으면 소음 공해에 수면 방해까지 겹쳐 환자들에게는 고통일 때가 자주 있다.

수술동의서에 도장을 받으러 왔다는 어느 보호자는, 먼 곳에서 왔는데 1시간이 넘게 기다려도 의사가 나타나지 않는다며, 딴 병원으로 가겠다고 복도에서 고래고래 고함을 지르고 공포 분위기를 조성했다. 안정을 취해야 할 환자들은 긴장할 수밖에 없었다. 병원 내 다른 환자들도 여러 가지 사정으로 자기 목소리를 못 내고 있는데, 이런 사람을 보면 주객이 전도된 것처럼 가관이다. 대부분 일상생활에서는 자기 권리를 다 찾아도, 병원에서만은 주변이 환자이므로 조심해야 한다.

병실이라고 해도 사람 사는 곳이라 예외 없이 시끄러울 때가 많다. 보호자들이 환자들한테 돈을 맡기거나 자리를 자주 비우다 보니 심심찮게 도난 사고가 발생한다. 그런데 이럴 때마다 같은 병실의 보호

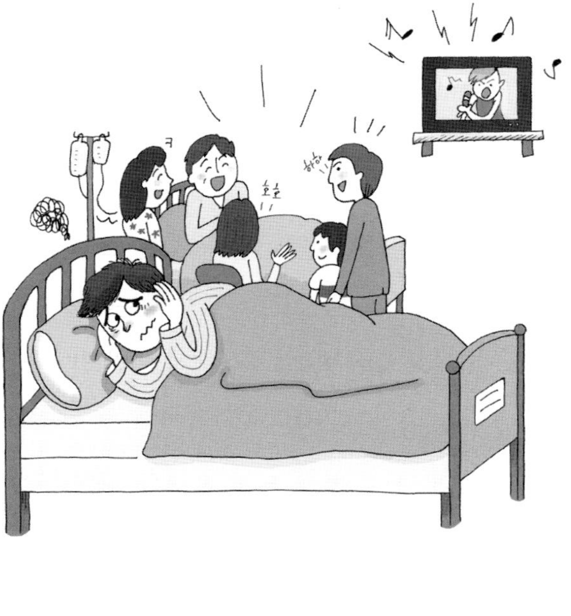

자들이 제일 먼저 의심받는 불미스런 경우까지 생긴다.

이렇듯 많은 보호자가 환자를 보호하러 와서는 몰지각한 행동을 서슴지 않는다. 보호자는 평소에 집에서 하던 대로 행동하는 것을 자제하고, 환자를 배려하는 행동을 해야 한다. 그리하여야 건전하고, 성숙한 병실 문화가 정착될 것이다.

우리나라의 병 문화는 암이나 치매 등의 병에 걸리면 쉬쉬하는 게 일반적이다. 그런데 미국에서는 자신의 병에 대해 밝히고 그 병을 정복하는 데 앞장서는 경우가 적지 않다. 영화 '슈퍼맨'의 주인공 크리스토퍼 리브는 승마를 하다가 말에서 떨어져 온몸이 마비되었다. 그 뒤 그는 신경 줄기세포 이식에 관련된 연구의 필요성을 알리는 데 앞장섰으며, 척수마비 장애인과 가족을 위한 교육 서비스 센터를 설립하기도 하였다.

또한 현재 백혈병이 불치병의 굴레를 벗어난 것은, 암으로 숨진 미국 프로야구 메이저리그의 명투수 프레드 허치슨의 유지 때문에 가능했다. 그의 뜻에 따라 설립된 허치슨암센터의 도널토마스 박사는 세계 처음으로 골수 이식에 성공했다.

우리나라에서는 자신의 병명을 알리는 것 자체가 자연스럽지 않다. 신문 부음 기사의 사인(死因)도 늘 지병 아니면 숙환이다. 이는 병을 병이 아니라 약점으로 삼는 일부의 문화와도 관련이 있다. 어느 대기업 간부는 병원에서 진료받는 것을 회사에 비밀로 하고 있다. 자신이 병에 걸린 것이 알려지면 인사상 불이익을 받는다고 생각하기 때문이다. 이러한 문화는 전립선암으로 숨진 전직 국회의원을, 한때 에이즈에 걸렸다는 루머에 시달리게 했을 정도로 근거 없는 오해를 낳기도 한다.

우리도 자신이 걸린 병의 정복에 앞장은 못 서더라도, 도움은 줄 수 있게끔 병에 대해 떳떳이 밝힐 수 있는 풍토가 하루빨리 조성되었으면 하는 바람이다.

극복 Tip 21

환자와 퇴원

얼쑤, 퇴원이다!

군대에서 '제대'라는 말같이 반가운 것은 없다. 오죽했으면 제대 날까지 1년이나 남은 병사들이 모자 안에 365일 칸을 만들어 놓고 하루하루를 지워가며 제대할 날짜를 손꼽아 기다리겠는가. 또 얼마나 힘들었으면 제대 후 "논산 훈련소 쪽을 바라보고는 오줌도 누지 않는다"라는 말이 나왔겠는가.

기간이 문제지 환자들의 고통이 그보다 덜하지는 않을 것이다. 힘든 수술 과정을 거친 환자나 장기 입원 환자에게 '퇴원'이란 단어의 반가움과 기대는 일반인이 생각하는 그 이상으로 아주 크다. 환자에게는 병원에 입원하는 그 자체만으로도 스트레스다. 거기다 신경이 예민한 환자라면 병원이라는 곳은 곧 스트레스의 숲이라 할 수 있다. 그래서 입원이라는 것은 요양이라기보다 금고형이고, 각종 고통스러운 검사와 그에 따른 처방까지 감안하면 징역에 가까울 정도다.

새나 동물이나 사람이나 할 것 없이 모두 폐쇄적인 곳에 갇힌다는 것은 그만큼 자기 마음대로 할 수 있는 운신의 폭이 좁다는 것이고, 또한 자유가 없다는 의미인데, 살아 움직이는 한 이런 곳에서 해방되고 싶어 하는 것은 당연하다. 학교 다닐 때 중간고사, 기말고사만 끝나도 그동안 잠시 억눌렸던 생활로부터 벗어나고자 영화관이나 볼링장, 당구장, 피시방, 게임방 등으로 그동안 하지 못했던 것들을 만끽하려 하는데, 하물며 병원에서는 수없이 찔러대는 주삿바늘과 아침저녁 매일이다시피 뽑아가는 피, 그리고 장소의 제한과 거동의 불편으로 인한 답답함, 또 아픈 고통 등의 시련을 겪는 환자는 어떻겠는가? 오직 퇴원할 날만 기다리게 된다. 다시 들어오는 한이 있더라도 잠시라도 벗어나고 싶은 것이다.

나도 장 수술로 입원했을 때, 각종 검사가 끝나고 수술 들어가기 전, 그날만 링거를 꽂지 않았기에, 기회는 이때다 싶어 저녁 늦게 집으로 도망가 하루를 식구들과 보냈다. 그리고 병원에 아침 일찍 왔는데도, 그날따라 간호사가 이른 아침부터 피 뽑으러 왔다가 환자가 없는 것을 확인하고, 방송으로 나를 찾는 등 한때 소동이 일어났었다.

이같이 병원은 입원할 날, 환자복 받는 순간부터 모든 것을 구속하려고 하고 환자는 잠시라도 해방감을 누리고 싶어 한다. 병원에서는 병실에 들어오면 바로 환자복부터 갈아입히며 그때부터 술을 먹거나 돌아다니지 못하도록 링거부터 꽂으려 하고, 환자는 조금이라도 자유를 누리기 위해 시간을 늘려 가능한 한 늦게 링거를 꽂으려고 신경전 내지 숨바꼭질을 한다.

병실이란 곳은 TV가 있다고 해도 왠지 따분하고, 무료하다. 게다가 나무나 화분이 없어서 그런지 삭막한 분위기까지 풍기곤 하는데, 그나마 찾아오는 방문객조차 없으면 더욱 썰렁하고, 처량해 보이기까지 한다.

군대에서는 친구들이 편지하거나 면회 오는 것이 제일 반갑다. 고향 소식과 사회 소식을 접하는 그때만큼 좋은 때가 없을 정도로 엄청난 낙이라고 할 수 있다. 병실에 있어도 마찬가지다. 한창 고통스러울 때는 만사가 귀찮아 사람이 찾아오는 것도 귀찮지만, 이 단계가 지나면 방문객 오는 것이 기다려진다.

병문안 가는 방문객들도 기다리는 환자를 위해 환자에게 필요한 것을 준비해서 자주 방문해 주길 바란다. 보통 병문안을 가게 되면 어떤 선물을 가져가야 하나 고민하게 되는데, 며칠 입원하다 나가는 일반 환자와는 달리 암 환자는 대부분 잘 먹지 못한다. 그러므로 방문객들은 캔 음료, 꽃, 케이크, 과일 바구니 같은 형식적인 선물보다

책이나 환자용 영양식 제품, 아니면 현실적으로 돈 봉투를 건네주는 것이 좋다. 특히 환자의 병에 관련된 책은 말로 이해시키기 곤란한 부분을 객관적인 자료로써 이해시키는 데 좋고, 그렇지 않은 책이라도 환자의 취향에 맞는다면 정서적으로 좋다. 별다른 취미 생활을 할 수 없는 암 환자에겐 책을 읽는 것만큼 좋은 소일거리가 없다. 또 요사이는 환자의 상태에 맞춰 다양한 영양식 캔 제품이 약국 등에 선보이고 있어 입맛이 떨어지기 쉬운 환자에겐 안성맞춤이다. 좀 친하다거나 평소 신세를 졌다면 거기에 맞춰 최소한의 성의 있는 돈 봉투를 주는 것도 갑작스레 지출이 늘어난 환자에게 보탬이 될 것이다.

암 환자가 방문객들과 어울려 이런저런 얘기를 하다 보면 정서적으로 안정이 되고, 즐거움 또한 크다. 게다가 이렇게 나를 기억해주고 사랑하는 주변 사람들이 있다는 그 자체가 큰 울타리로 작용하여 든든한 방어벽 역할을 해준다. 물론 회복에도 도움을 준다. 퇴원하기 전까지는 강자가 약자를 보호한다는 차원에서, 환자를 배려한다는 차원에서 가능한 한 방문을 많이 해주고, 특히 주말에 몰리지 않게, 힘들더라도 평일에 잠깐이라도 시간을 내서 찾아본다면, 환자에게는 무료하지 않고 더없이 유익한 시간이 될 것이다.

극복 Tip 22

암 환자와 생존 · 생명

우리 아버지는 참전 용사로 훈장과 약간의 연금까지 받고 계시는데, 어느 날 식구들이 모인 자리에서 6·25 전쟁 중에 겪었던 기억을 되살려 이런 저런 얘기를 들려주셨다. 이 가운데 전쟁 중에 사람의 심리를 묘사한 부분이 내 뇌리를 떠나지 않는다.

폭탄과 총알이 비 오듯이 쏟아지는 가운데 옆에 있는 전우들이 한 사람, 두 사람 쓰러지는 것을 보면서, 내일이나 미래는커녕 당장 한 치 앞도 내다볼 수가 없는데, 처자식 생각도 나지 않고 오로지 어떻게 해서든지 이 상황에서 벗어나 살아야 한다는 생각밖에 없었다고 한다. 이때 아버지는 '선한 끝은 꼭 있다'는 믿음으로 '내가 지금까지 살아오면서 나쁜 짓 한 번 하지 않고 법 없이도 살 수 있을 만큼 선하게, 순수하게 살아왔으니 무사할 것이야'라며 위안을 삼았다고 한다. 그리고 다른 동료들은 "그동안 나쁜 짓과 죄를 많이 지었지만 이번 전쟁에서 목숨만 살려준다면 다시는 정말로 나쁜 짓 안 하고, 죄 안 짓고, 남을 위해 살겠다"고 기도했다고 한다. 평소에 찾지 않던 하느님까지 찾으면서 하루를 넘겨야 안도의 숨을 쉬면서 "오늘은 살았구나!" 외쳤다고 했다.

암 환자들은 짧으면 3개월, 길면 1년, 보통 6개월마다 병명에 따라 각종 검사를 실시하는데, 검사 결과를 기다릴 때의 마음은 보통 건강한 사람이 느끼기 힘들 정도로 긴장되고, 짧은 시간이지만 별별 생각을 다 하면서 의사의 표정과 말에 신경을 곤두세우게 된다. 꼭 재판을 받을 때 재판장의 선고에 따라 무기수 혹은 사형수가 되는 기분이라고나 할까. 이렇게 해서 검사 결과가 양호하게 나오면 또 앞으로 3개월, 6개월, 1년간 목숨을 보장받게 되어 안도하게 된다.

아버지가 치열한 전투 중에 겪었던 마음고생보다는 덜하겠지만 이렇게 보장받은 사람 중에는 그 다음에 끝내 암으로 쓰러져 가는 사람이 있는 반면, 반대로 악착같이 극복하고 생을 연장해 가는 사람이 있다. 이를 볼 때면, 바로 이것이 서바이벌 게임이 아니고 무엇인가 하는 생각이 든다.

일반인들이 1년, 2년마다 받는 정기적인 암 검사와 암 환자들이 수시로 받는 검사는 느낌의 차이가 크다. 또한 일반인 중에 정기적인 암 검사 시에는 아무 이상이 없다가 6개월 또는 1년 안에 암으로 판정 나는 경우를 보게 되는데, 이때도 친척 등의 가까운 사람이 아니면 이런 환자들을 보는 느낌은 담담하다. 이러한 상황은 다음의 상황에 비유할 수 있다. TV의 '동물의 왕국' 프로그램을 보면 끝없이 드넓은 초원에 철새들이 무리 지어 먹이를 찾아 먹고 있는 장면이 나온다. 이때 무리의 몇몇 철새들이 매나 독수리에게 공격을 당한다. 하지만 공격당하는 새를 제외한 다른 새들은 그저 '재수 없는 친구가 당하고 있구나' 하는 정도일 뿐 큰 동요를 하지 않는다. 이처럼 일반인들은 불특정한 일부가 암으로부터 공격받는 것에 대해 별로 대수롭지 않게 생각한다.

암이라는 질병은 많은 사람이 쓰러지고 살아남는 사람이 얼마 안 되는, 그야말로 생존을 위한 사투다. 그것은 낭떠러지에 차가 걸린 상황에 비유해 볼 수 있다. 종종 낭떠러지가 있는 지역에서 차가 굴러 사고를 당했다는 기사들을 접할 수 있는데, 낭떠러지에서 떨어진다고 하면 보통 '이젠 죽는구나' 하는 생각을 하게 된다. 그러나 그 가운데도 강물로 떨어져서 창문을 깨고 나오는 사람, 구르는 가운데 튕겨 나와 구조되는 사람, 차가 큰 나무에 걸려서 운 좋게 사는 사람 등등 갖가지 형태로 구사일생으로 살아남는 사람들이 반드시 있다.

암 환자의 기대심리도 이런 경우와 마찬가지일 것이다. 더욱이 말기암 환자의 심정은 그야말로 마카로니 웨스턴 영화 '황야의 무법자(A Fistful of Dollars)'처럼 위기일발의 처지이다. 비슷한 예로 어떤 사람이 천길만길의 낭떠러지에서 그만 굴러떨어졌다. 그러나 천만 요행으로 칡넝쿨을 하나 붙잡을 수 있었는데 위를 쳐다보니 두더지란 놈이 깔짝깔짝 그 칡넝쿨을 갉아먹고 있다. 그야말로 위로 갈 수도 없고, 아래로 내려갈 수도 없고, 그렇다고 가만히 기다릴 수도 없는 이런 일촉즉발의 극한 상황을 극복해야 하는 상황이 닥친다.

이같이 자기가 원치 않아도 모험을 해야 하는 암 환자의 생존은 두려움 그 자체다. 그렇다고 너무 위축되거나, 자포자기해선 안 된다.

확률이 낮은 게임이긴 하지만 한번 해보자는 굳은 자세로 임한다면 충분히 살아남을 수 있다. 산이 오르기 위해 있듯이, 벽은 뛰어넘기 위해 있으며, 병은 이기기 위해 있는 것이라 생각하고 이를 극복해야 한다.

누구나 돈을 많이 벌고 싶지만 마음대로 안 되는 것처럼, 누구나 오래 살고 싶지만 그 욕망이 크면 클수록 자기 마음대로 안 되는 것 또한 사람의 명(命)이다. 인간은 사회적 동물인데, 사회생활도 못 하는 채로, 병실이나 집 안에서 대소변까지 가리지 못하고 갇혀 있다시피 하며 연장해 가는 생은, 삶에 있어 아무 의미가 없다. 거기다 고통까지 더해진다면 환자 본인은 물론 주변 식구들까지도 빨리 생을 마감하길 바라기 때문에 안락사 문제가 대두되기도 한다.

병치레를 하면서 100세를 넘게 사는 것보다 맑은 정신, 성한 몸으로 살다가, 어느 날 고목나무가 쓰러지듯 생명이 다하는 날 세상을 떠날 수 있다면 그것은 얼마나 아름다운 양생인가? 그러나 바람과 현실은 차이가 있다. 물론 모든 사람이 이같이 건강하게 살다 어느 날 갑자기 죽거나, 대소변도 못 가려 주변 사람한테 누가 되기 전에 죽겠다고 하지만, 이것 또한 말처럼 쉽지는 않다. 한국보건사회연구원이 실시한 국민건강조사 결과에 의하면, 우리나라 국민의 평균 수명은 25년 전보다 무려 12.1세나 늘어났지만, 건강 수명은 별로 차이를 보이지 않았다고 한다. 즉, 남자는 7.3년을 여자는 12.7년을 각종 질병에 시달리며 살아가고 있다는 것이다.

환자는 얼마 못 살 것처럼 자기 마음대로 생각하고 행동해서도 안 되고, 그렇다고 원래대로 평균 수명 이상이나 자기 수명대로 다 살 것처럼 생각하고 행동해서도 안 된다. 사람이 욕심을 부려도 자기 마음대로 되지 않는 세 가지가 있는데 그 하나가 사람의 명(命)이고, 둘째가 돈이고, 셋째가 자식 일이다.

환자는 욕심이 없어야 한다. 특히 암 환자는 오래 살겠다는 욕심을 버려야 한다. 마음을 비워야 한다. 인명은 재천(在天)이다. 손으로 명을 잡으려 한다고 잡히지도 않겠지만 손을 꽉 움켜쥐면 쥘수록 더 아무것도 잡히지 않는다. 그러나 손을 펴면, 그 모든 것을 다 잡을 수 있지 않은가!

우리는 건강이나 생명을 움켜쥐고 자기 마음대로 할 수 있을 것 같은 양, 자신만만하게 자신의 수명을 평균 수명에서 얼마 정도 더해서 예측한다. 부모님이 평생 곁에 있을 것처럼, 또 자기 자신도 죽음하고는 거리가 먼 것처럼 우리는 착각 속에서 살아가고 있다.

그러나 사실은 우리가 주관할 수 없는 것들이 엄연히 존재하고 있는 법이다. 즉, 인간인 우리가 도전해서는 안 되는 신의 영역이 존재한다는 사실 말이다. 그래서 생명을 가지고 경솔하게 함부로 인생의 승부를 걸 수는 없다.

어떤 환자는 '어차피 죽을 몸인데' 하면서 위험한 행동을 서슴지 않는 경우가 있다. 하지만 모험을 하더라도 충분히 계산에 입각해 행동해야 한다. 주변의 위험한 행동 몇 사례를 보면, 의사가 맵고 짠 것, 특히 술·담배는 자제하라고 해도 끊지 않고, 수술 직후 보약을 먹지 말라고 해도 기필코 숨기면서까지 먹는가 하면, 한술 더 떠서 복어 독을 약간 먹으면 암에 좋다는 근거 없는 이야기를 듣고는 복어 독을 먹은 환자도 있었다. 또 의사가 경구용 암 치료약을 계속 먹으라고 해도, 1년 먹고 약을 끊은 다른 환자처럼 자기도 그만 끊겠다고 약을 끊거나, 내시경 하기 싫다고 보호자한테 약만 타러 보내는 등 의사의 말을 무시하고 자기 마음대로 행동하는 환자들이 종종 있다. 그런데 이런 환자 부류 중에서 몇몇은, 결과가 좋지 않으면 오히려 의사들이 잘못해서 그런 것처럼 모든 화풀이를 해대거나 악소문을 내기도 한다.

환자들은 스스로도 생존을 위해 최선을 다해야 한다. 환자들은 하루 끼니마다 약을 챙겨 먹는 기본적인 것부터 차근차근 실천해, 자기가 할 수 있는 일을 완수할 수 있도록 노력해야 한다. 또 의사의 지시를 굳게 믿고 따를 것은 꼭 따르고, 지킬 것은 지켜야 한다. 의사는 밀어주고 환자는 잘 끌고 가며 관리를 잘할 때만이 신의 울타리에 남아, 우리가 원하는 모든 것을 다 얻을 수 있는 것이다. 사생유명(死生有命, 죽고 사는 것은 하늘에 달려있다), 이 말을 깊이 새겨보자.

극복 Tip 23

암 환자와 호스피스

우리나라는 서울의 '강남성모병원'이 국내 최초로 호스피스(hospice) 병동을 열었다. 현재는 서울성모병원으로 이름을 바꾸었는데, 이 병원의 실례를 보면 한 해 평균 600여 명이 입원하고, 하루 1~2명이 눈을 감는다. 비용도 만만치 않다. 간병인 쓰는 비용을 빼고도 입원비만 240만 원~1,000만 원(환자 본인 부담금 기준)이 든다. 그래도 오겠다는 환자가 줄을 서 있을 정도다. 암 환자의 경우 숨지기 전 2개월 동안 들어가는 치료비가 투병기간 중에 쓴 총 치료비의 절반 가까이 된다고 하지 않는가.

암은 엄청난 고통과 비용을 요구하는 병이다. 최근에 말기암 환자 2명이 병원에서 투신자살한 사건이 있었다. 이 사건에서 보듯이, 특히 말기암 환자와 그 가족이 겪는 비극은 실로 감내하기 어려울 정도다. 해마다 수만 명이 암으로 숨진다는 점을 감안하면 말기암 환자와 가족의 고통을 더 이상 '그들만의 문제'로 방치할 수 없는 상황이다.

이에 호스피스 제도는 좋은 해결책이 될 수 있다. 호스피스 제도는 임종이 임박한 환자의 정신적·육체적 고통을 덜어 주고 인간다운 죽음을 맞도록 도와주는 의료 시스템으로, 대부분의 선진국은 이 제도를 갖추고 있다. 그러나 국내 의료 기관들은 비용 등을 이유로 설립을 기피해 몇몇 병·의원과 사회복지시설, 종교단체 등을 중심으로 봉사차원에서 이루어져 왔다.

환자를 회복시키기 위해 최선의 치료를 다해야 하는 것은 의료 행위의 기본이다. 하지만 치유 가능성이 없는 환자들은 치료보다 오히려 인간의 존엄을 지키며 고통 없이 죽음을 맞는 것이 더 절실하다. 특히 극심한 통증을 겪는 말기암 환자들에게 정작 필요한 것은 항암제 치료가 아니라 통증을 가라앉힐 진통제와 평화롭게 임종을 맞기 위한 호스피스 배려다.

말기암 환자는 수시로 찾아오는 통증과 죽음에 대한 공포, 게다가 우울증과 불면증까지 겹쳐 밤에 잠을 잘 이루지 못한다. 이러한 환자를 잠들게 하기 위해 수면제나 진통제를 쓰는데, 이것은 일시적인 방법일 뿐이다. 이럴 때 진정 필요한 것은 주변 사람들의 따뜻한 말 한마디와 따스한 손길이다. 나는 수술실로 들어가기 직전, 수녀님이 내 손을 꼭 잡고 나를 위해 기도해 주실 때의 그 따뜻한 손길을 지금도 잊을 수가 없다.

그러나 긴 투병의 외로운 전사 곁에는, 각자의 생업 때문에 바쁘다는 핑계로 주변 사람은 가끔 얼굴을 내밀 뿐이고, 정말 힘든 치다꺼리는 거의 보호자 한 명이 희생하는 경우가 많다. 환자 자신은 피폐한 몰골에다가 지칠 대로 지치고 힘마저 부쳐 표현을 못 할 뿐이지 고통, 두려움, 외로움으로 가득 차 있다. 이런 환자들에게 남이나 다름없는 이웃의 자원봉사자 호스피스들이 말동무나 손발이 되어 아름다운 동행을 해줌으로써, 혼자서 환자의 간호를 맡고 있는 보호자는 정말 큰 힘을 얻게 된다.

이렇게 호스피스는 암 진단을 받고도 치료하지 못하는 경우나 치료가 불가능한 질병의 마지막 시기에 있는 사람들에게 도움과 간호를 제공함으로써, 이들이 가능한 한 편안하고 충만한 삶을 살 수 있도록 해주는 것이다. 즉, 죽음을 앞둔 환자에게 연명의술 대신 편안한 임종을 맞도록 위안과 안락을 최대한 베푸는 봉사활동이다. 또 안락 간호사라고도 하며, 이러한 봉사를 전문적으로 하는 병원을 뜻하기도 한다.

호스피스는, 죽음이란 삶의 자연스러운 과정이라는 것을 인식시키고, 이를 바탕으로 정신적·육체적 고통이 완화되도록 도와주는 것이므로, 암 환자의 치료에도 의학적 견지에서 중요한 역할을 한다고 주장하는 견해도 있다.

우리는 이 세상에 한 번 왔다가 꼭 돌아가게 마련이다. 그것을 도와주는 것이 '호스피스' 운동인데, 호스피스는 말기암 환자로 고통받는 가정과 사회를 명랑하게 해주고, 환자에게는 진통제 이상의 효과를 주고 있다. 그리하여 호스피스의 중요성과 더 많은 자원봉사자의 필요성이 강조되고 있으므로, 주변의 소외된 환자에게 더 많은 관심을 가져야 하겠다.

말기암 환자 외에도 치매나 말기 만성 질환자 등 인간다운 죽음을 필요로 하는 환자들은 많이 있다. 호스피스 제도 대상을 이들에게도 확대해야 한다. 인간다운 삶뿐만 아니라 인간다운 죽음에도 사회적 관심과 배려가 필요한 때이다.

극복 Tip 24

암 환자와 주식

암과 주식은 여러 가지 면에서 비슷하거나 닮은 점이 많다.

첫째, 사회·경제적으로 각각 영향이 크며 매스컴에 시선을 집중하게 한다. 그래서 매일매일 언론에서 주식 시황이나 주식 폭등·폭락을 보도하는 것과 마찬가지로, 암도 언론에서 자주 언급하고 특효약 개발에 따른 이슈 등이 자주 등장한다. 많은 사람이 주식을 해서 돈을 잃는다. 대박이 터지는 사람은 드물다. 암 환자 중에서도 암으로 쓰러지는 사람이 대부분이며, 극복하는 사람은 드물다.

둘째, 운과 타이밍이 작용한다. 주식은 어떤 주식을 사는가에 따라, 또는 어느 시점에서 사고파느냐에 따라 흥망이 갈린다. 암도 어떤 연유로 어떻게 발견해, 어떤 병원에서, 얼마나 신속히 조치하느냐에 따라 생사가 바뀐다.

셋째, 현재를 잘 관리해야 한다. 주식이 옛날에 얼마였는가는 의미가 없듯이 과거에 얽매이거나 연연하지 않고, 미래의 가치까지 내다보고 투자해야 성공한다. 이렇듯 암 환자도 과거에 연연해 후회해봤자 엎질러진 물, 과거의 발목을 잡기보다 한눈팔지 말고 차분히 앞만 보고 잘 관리할 때 암은 우리 곁에서 멀어지고 극복할 수 있는 것이다.

넷째, 관리 부실은 몰락을 불러올 수 있다. 주식은 상장회사가 경영을 잘못해 부실하면 관리종목으로 내려가고, 여기서 상황이 더 나빠지면 최악의 시나리오인 상장 폐지에서 파산으로 이른다. 암 환자도 관리가 제대로 안 되면 재발·전이·새로운 암 등을 거치고, 말기 상태에서도 더 악화되면 시한부로 호스피스 병동이나 응급실을 왔다 갔다 하다가 죽음에 이르고 결국은 가사를 탕진한다.

다섯째, 절망과 희망, 그리고 착각을 오간다. 주식이 내려갈 때면 한없이 내려갈 것같이 전혀 앞이 안 보인다. 그러나 시간이 지나 경기가 회복되면서 어느 단계가 되면 서서히 오르면서 기대를 갖게 하고, 상승국면으로 접어들면 한몫 챙길 것 같은 착각 속에 빠진다. 암도 마찬가지다. 환자가 수술 등 최악의 몸 상태가 되면 완전히 자욱한 안갯속, 어두운 터널 속에 있듯이 한 치 앞이 안 보인다. 그야말로 사막 한가운데 서 있는 것처럼 막막하다. 이 상태가 계속되면 바로 죽을 것만 같다. 그러나 시간이 지나고 몸이 회복되면 다시 희망이 생기고, 사막에서 오아시스라도 만난 기분으로 변하면서 병이 다 나은 것 같은 착각 속에 빠지기도 하는데 이것도 비슷하다.

여섯째, 앞을 예측할 수 없다. 어느 종목의 주식을 선택해야 대박이 터질지, 관리종목으로 갈지는 아무도 모른다. 아무도 앞을 예측할 수 없듯이 암 환자도 앞으로 몇 년을 살지 아무도 모른다. 다만 주식을 연구하는 사람, 즉 증권 객장 상담사나 펀드 매니저 등이 확률적으로 투자 종목을 추천하듯이, 의사들도 생존율이라는 통계수치를 가지고 얘기할 뿐이지 앞날을 정확히 예측하기는 힘들다. 주식이 연이어 계속 폭락할 때면 끝없이 내려가 폭락하거나 휴지조각이 되지 않을까 노심초사한다. 이와 같이, 환자는 수술 후 몸 상태가 최악의 상태로 지속되면 이렇게 회복하지 못하고 시한부나 사망 선고에까지 이르는 것은 아닐까 걱정하는 것도 비슷하다. 또 장세가 좋아져 폭등할 때면 끝없이 올라갈 것처럼 착각하듯이, 환자도 몸 상태가 좋아져 회복되면 정상인같이 오래오래 살 것처럼 생각하는 것도 같다.

일곱째, 앞이 불투명한 가운데 계속되는 지지부진한 장세 속의 괴로운 나날은 암 환자의 병세가 호전되지 않고 고통의 나날이 계속되는 것과 비슷하다.

여덟째, 주위의 갖가지 유혹에 빠져 일을 그르치는 수가 많다. 주식 거래 객장에 가보면 갖가지 루머가 판치고 거짓 정보가 많다. 암 환자도 병원 주변에서 갖가지 몸에 좋다는 광고 전단과 판매원, 대체요법, 기도원 등등 검증되지 않은 유혹이 무수히 많은 것도 비슷하다.

이렇듯이 암 환자나 주식을 하는 사람 모두 비슷하거나 닮은 점이 많은데, 특히 나쁜 쪽면의 관리를 잘해야 한다. 정확한 정보를 바탕으로 올바른 판단을 하는 힘을 키워 나가야만 생존할 수 있고, 그것이 또한 패가망신을 당하지 않는 지름길이다.

극복 Tip 25

암 환자와 암 보험

우리 몸은 병을 알리는 신호를 보낸다고 한다. 몸이 찌뿌드드하다거나, 머리가 무겁고, 어깨가 저린다거나, 목이 뻣뻣하고 거북하다거나, 허리에 통증이 있거나, 다리가 당기고, 무릎이 시리다거나, 팔다리가 쑤시는 것 등이 바로 그러한 신호다.

이러한 신호로 이어지는 병이 40세를 넘기면 순서가 없이 찾아오는데, 암 등 각종 성인병이 언제, 어떻게, 어떤 모습으로 찾아와 닥칠지는 아무도 모른다. 한국은 중년층 사망률이 세계 1위라는 불명예를 가지고 있다. 그러므로 관심을 갖고 건강관리에 더욱 노력해야만 한다.

건강관리 차원에서 어려울 때를 대비해 암 보험 등 건강보험에 미리 가입한 환자들은 보험회사에서 치료비가 충분히 나오기 때문에 정말 어려울 때 요긴하게 쓸 수 있어 큰 보탬이 된다. 그래서 가까운 가족 중에 암 전력이 있거나 암 환자를 둔 가정은 필히 30대부터 암 검사를 받는 게 중요하고, 암 보험도 젊어서 미리 들어두는 것이 좋다.

물론 건강한 사람이라도 40세가 넘은 사람은 암 보험 하나 정도는 들어두는 것도 괜찮을 듯싶다. 옛날에는 보험이라고 하면 교육보험, 화재보험, 생명보험 등이 주종을 이루었는데 근래에 와서는 암 환자가 갑자기 늘어나서 그런지 각 보험회사마다 암 보험 광고가 눈에 띈다. 더욱이 이제는 맞춤 형태의 보험까지 등장해 가입 폭이 더욱 넓어졌다.

암보험 광고를 보면, 좌측 맨 위 상단에 '20대 사망 원인 1위 교통사고', 오른쪽 맨 위 상단에 '30대 사망 원인 1위 암'이라는 문구를 쓰곤 한다. 보험회사들은 이렇게 강렬한 문구로 사람들의 눈을 끌려고 애쓴다.

아픈 사람들은 보험에 드는 것조차 힘들다. 요즘은 전화로 가입을 많이 권하고 가입도 수월한데, 그래도 심사에서 일정한 기준에 충족이 안 되면, 때에 따라서는 직업이나 과거 병력 등에 의해 보험 가입에 제한을 받는다. 과거 위염이나 위궤양 등 질병을 앓았던 사람은 건강 관련 보험에 가입할 때 절차가 까다롭다. 보험사들은 가입자의 신체적 · 환경적 · 도덕적 요소 등 3가지를 판단해 보험가입 여부와 보험료 수준을 결정한다. 여기에서 신체적 요소란, 가입자의 나이와 과거에 어떤 질병으로 얼마나 치료를 받았는지, 완치는 됐는지 등을 말한다. 통상 과거 질병은 계약 시점부터 5년 이내에 발생했던 질병을 말한다. 암, 고혈압, 심근경색증, 백혈병 등의 심각한 질병을 앓은 적이 있으면 보험 가입이 아직도 까다롭다.

그래서 무엇이든지 완전히 건강할 때 챙겨두어야 한다.

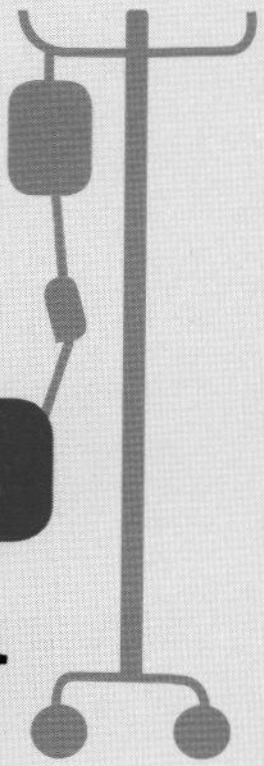

PART 4
암 극복에 꼭 필요한 생존 전략 20가지

극복전략 1

주치의를 잘 활용하는 등 삶에 적극적이어야 한다

수술 후, 암 환자는 주로 주치의의 진료 일정에 의해 진료를 받는다. 이 시간을 그동안의 상태뿐만 아니라 궁금한 것을 총체적으로 묻는 유익한 시간의 장으로 활용하면 좋다. 수술 전에는 누구나 경황이 없지만, 수술 후에는 어떤 것이든 병에 도움이 된다면 눈치 보지 말고 의사에게 과감히 부탁하거나 도움을 청해야 한다.

한 예로, 수술 후 의사는 수십 가지 항암제 중에서 확률적으로 치료 효과가 높은 것을 주로 항암제로 사용한다. 즉, 짐작으로 가장 효과가 좋을 것 같은 항암제를 정한 것이다. 그러나 떼어낸 암세포가 몇 시간은 안 죽고 살아있기 때문에, 이 동안에 조직 검사 시 여러 항암제 중 일부 몇 개를 투입해 달라고 청하는 경우가 있다. 환자가 수술 전 개인적으로 돈을 부담하는 한이 있더라도, 의사가 귀찮아하더라도, 이들 항암제 중 빨리 궤멸하는 것을 미리 골라두면, 재발하거나 전이할 경우 등에 쓸 수 있어 모든 면에서 효율적인 치료를 기대할 수 있다.

이처럼 활용할 수 있는 것은 다 동원해 도움을 청해야 한다. 사소한 먹거리에서 전문적인 지식을 요구하는 것까지 혼자 고민하는 것보다, 의사는 많은 환자를 대면해 노하우가 많이 쌓여있기 때문에 의사에게 하나라도 더 묻고 들으면 도움이 된다. 원래 학교 다닐 때부터 질문 많이 하는 학생이 평소 공부를 열심히 하기 때문에 궁금한 것이 많은 법이다.

궁금증을 풀기 위해 노력하다 보면 저절로 공부를 잘하게 되는 식으로, 환자들이 평소 궁금한 것을 모아서 의사에게 질문을 많이 한다는 것은 벌써 자기 관리를 잘 하고 있는 것으로 판단할 수 있다. 무관심하게 '될 대로 되라' 하는 환자에 비해, 그만큼 관심이 많고 노력한다는 것을 보여준다. 적극적인 삶의 자세야말로, 치료 효과도 높이고 회복과 극복 속도도 빨라지도록 도와줄 것이다.

그러나 현실적으로 진료 시간이 보통 짧기 때문에, 미리 궁금한 질문할 것들을 메모해 가서 빨리 듣는 식으로 대처하는 수밖에 없다.

극복전략 2

백련천마의 마음으로 암을 극복하자

우리가 연어에 대해서 아는 것은 민물에서 짠물로 왔다 갔다 하는 회귀성 어류 중의 하나라는 정도이다. 그러나 작은 미물도 자세히 관찰해 보면 인간에게 교훈이 되는 깊은 뜻이 담겨 있다. 연어 새끼가 강물에서 4~5cm 정도로 자라면 마침내 바다로 나가게 되는데, 그렇다고 어린 연어가 쉽게 바다로 바로 나가지는 못한다. 그들 앞에는 거대한 장벽이 가로놓여 있기 때문이다. 바다로 나갔다가는 되돌아오기를 하루, 이틀, 사흘 거듭하면서 짠물에 몸을 적응시킨다. 이 과정에서 혹독한 시련과 희생이 따른다. 피부색도 바뀌고, 몸속의 살 색깔도 바뀌며 영혼마저도 무쇠처럼 바뀌는 것이다. 그러고 나서, 저 멀리 그들이 한평생 살아갈 북태평양으로 나아가는 것이다. 이처럼 암 환자도 무슨 일을 이루려면 이런 혹독한 시련과 고난, 희생이 뒤따라야만 이루어지지 않을까 하는 생각이 든다.

또 매미는 7년 동안 땅속에서의 애벌레 생활 끝에 이 세상에 나와 7일밖에는 살지 못한다. 이런 미물도 7일을 살기 위해 7년을 견디는데 만물의 영장인 인간이 밝은 세상으로 나아가려는 마당에 몇 달, 몇 년의 희생을 감수하지 못한대서야 말이 되겠는가!

미국의 시인 휘트먼은 "추위에 떤 사람일수록 태양의 따뜻함을 느끼고, 인생의 고난을 겪은 사람일수록 생명의 존귀함을 안다"고 했다. 시련과 고난은 인간을 깊이 있게 만들어 준다고 한다. 세계의 위대한 문학이나 철학, 종교나 사상이 고난을 많이 겪은 인간이나 민족에게서 나온다는 것은 결코 우연이 아니다.

속담에 젊을 때 고생은 돈을 주고도 살 수가 없다는 말이 있다. 그러니까, 현재 좀 힘이 들고, 견디기가 어렵고, 고통스럽다 해도 바로 그것이 내일의 가능성을 안겨주는 밑거름이 된다는 사실을 알아야 한다.

'백련천마(百練千磨)'란 말이 있다. 백 번 연습하고, 천 번 갈고 닦는다는 뜻이다. 옥돌도 갈고 닦아야 아름다운 그릇이 된다. 무슨 일이나 공을 들이고, 피 눈물 나는 노력을 기울여야 한다. 마음에 새기고 연마하는 노력 없이는 세계적인 명작이나 일품이 나올 수 없다. 농구선수의 백발백중 슛, 사격수의 신기에 가까운 명중, 웅변가의 심금을 울리는 언변, 명배우의 실감 나는 연기, 문호의 일자천금의 표현력, 청중을 매혹하는 명연주나 명창, 모두가 다년에 걸친 피눈물 나는 백련천마의 산물이다.

암 환자도 이런 마음가짐으로 온전히 자아를 몰입할 때 신의 경지에 도달하여, 암도 우리 곁을 떠날 것이다.

극복전략 3

필생즉사 · 필사즉생의 정신과 오기를 갖자

돈 벌려고 발버둥 친다고 돈이 벌어지는 것은 아니다. 그럴수록 사람만 추해지듯이 모든 것은 순리대로 살면서 기회를 잡아야 한다. 이같이 너무 살고자 발버둥 친다고 오래 살 수 있는 것도 아니다. 어차피 인생은 도 아니면 모일 수밖에 없다는 생각을 갖고, 앞만 보고 자전거 타듯이 계속 부지런히 움직여야 한다. 그러다 보면 쓰러지지 않고 살 길이 생기고, 남들처럼 정상적인 삶을 살 수 있다.

쉽게 사는 방법은 없다. 암 환자로서 모범적인 삶을 사는 연극배우 이주실 씨를 본받고 싶다. 그녀는 남아 있는 두 딸을 미국 친척 집에 보내고, 모든 것을 정리한 뒤, 자기 자신 거두기도 힘든 항암치료를 받으면서도 틈틈이 고아원, 보육원, 양로원을 돌며 소외된 이웃을 보살피고 있다. 또 연극 활동도 활발히 펼치며 열심히 산다. 이 모습을 보고 어떻게 살아야 하는지를 깨우치게 된다. 이렇게 모든 것을 준비해 놓고 진지하게 살아야 한다.

어떤 가난뱅이가 돈을 벌고 싶은 욕심에 돈 버는 방법을 터득하고자 개성 부자를 찾아갔다. 그리고 어떻게 하면 돈을 벌 수 있느냐고 물었다. 개성 부자는 그 방법이 힘드니 그냥 돌아가라고 해도 가난뱅이는 자꾸 찾아갔다. 하루는 개성 부자가 방법을 가르쳐줄 테니 나를 따라오라고 했다. 개성 부자를 따라가 보니 박연 폭포 위에 나뭇가지가 늘어져 있는 노송 근처에서 멈추었다. 그러더니 다짜고짜 나뭇가지 위에 오르라 한 뒤, 가지에서 폭포 쪽으로 나아가라는 것이다. 그래서 조금 나아가니 자꾸자꾸 더 나아가라고만 했다. 잘못하면 떨어져 죽을 수도 있는 위기의식을 느낀 가난뱅이는 돈 버는 방법은 안 가르쳐주고 왜 이런 짓거리만 시키느냐고 반항하였다. 돈을 안 벌었으면 안 벌었지 더는 못 가겠다고 하니, 그때 부자는 이렇게 말했다.

"그렇게 목숨을 아까워해서 돈을 어떻게 버느냐, 돈은 그렇게 목숨과 맞바꾸는 과정에서 벌린다."

하물며 목숨을 담보로 하는 게임인 암 완치는, 이를 이루기 위해 목숨을 아끼지 않는 노력을 했을 때만 가능하다.

온실 속의 화초처럼 안일하고 평온한 환경에만 길들여진 사람은 암이라는 쓰나미를 만나면 좌초하기 십상이다. 역사의 수레바퀴 속에 한 점의 흔적도 남기지 못한 채 휩쓸려서 마감하고 만다. 그래서 암 환자는 필생즉사·필사즉생의 정신으로 반복되는 시련과 고난을 이겨내야 마침내 일어설 수 있는 것이다.

양재동 현대차 사옥이 있는 건물이나 서초동 삼성 사옥이 있는 건물을 새벽 6시 정도에 지나가면서 보면, 빌딩 절반 정도는 이미 불이 켜져 있고, 또 밤늦게까지도 불이 켜져 있다. 삼성, 현대차 그룹은 이렇듯 새벽 6시부터 달구어져 낮에는 목숨 걸고 마케팅하고, 밤새워 연구개발한 결과로 한국 경제를 이끌게 된 것이지 그저 절로 만들어진 게 아니다. 마찬가지로 암 환자도 무단한 노력을 해야 한다. 이 세상 거저 얻어지는 것은 하나도 없다.

환자들 중에는 암이 어떻게 생겼는지, 걸렸는지는 몰라도 어떻게 해서 나았는지를 아는 환자들은 많다. 일본의 한 의사는 그동안 환자들을 쭉 지켜보며, 완치·치유된 환자들의 과정, 과정이 너무 힘든 것을 알고 있었다. 그러다 자신이 암 환자가 되자, 그냥 편안히 사는 만큼 살다 가겠다고 했다. 이처럼 암은 의사도 낫기를 포기할 정도로 치유까지는 힘든 과정이다.

전원생활에서 과일나무를 가꾸거나 텃밭에서 채소를 키우는 일이 벌레와의 싸움 혹은 잡초와의 전쟁인 것처럼, 암 환자는 자신과의 싸움을 벌여야 한다. 암은 많은 인내를 요구한다. 암을 극복하기 위해서는 1기, 2기, 3기가 중요한 것이 아니고, 오기가 있어야 한다.

세상에는 항상 두 부류가 존재한다. 일하지 않는 자와 일하는 자, 움직이지 않는 자와 움직이는 자, 운동하지 않는 자와 운동하는 자, 공부하지 않는 자와 공부하는 자처럼 말이다. 암 환자는 공부도, 일도, 운동도 열심히 해야만 오래 살 수 있다. 더 나아가 나쁜 습관 바꾸기, 좋은 음식 골라 먹기, 규칙적인 운동, 숙면, 긍정적인 마음, 명상, 스트레스 줄이기 등 몸에 도움이 되는 것에 목숨을 걸어야 한다.

극복전략 4 면역력을 높여야 암을 예방하고 극복할 수 있다

우리 삶의 날씨가 항상 맑은 것은 아니다. 그래서 비 오는 날, 궂은 날, 눈 오는 날을 대비해 무언가를 해야 하듯이, 평소에 건강할 때 면역 활성이 떨어지지 않게끔 면역력을 높여 유지하는 것이 필요하다.

의술이 발달하였다고는 하지만, 아직까지 감기 바이러스 하나도 퇴치 못 하여 겨울만 되면 감기가 찾아오는데, 누구나 다 감기에 걸리는 것은 아니고 면역력이 떨어진 사람이 잘 걸린다. 잘 먹어야 감기가 잘 낫는다는 의학 상식이 있는데, 이것 또한 면역력을 높이기 위해서이다.

건강한 사람이든 약한 사람이든 누구를 막론하고 약간의 병원체에 감염되어 있는데, 면역기능이 활발하거나 병원체가 체내에서 증식하는 것을 허락하지 않기 때문에 발병하지 않고 끝나는 일이 많다. 그렇지만 스트레스나 다른 이유로 면역 기능이 떨어지면 감염, 즉 발병으로 발전하게 된다. 따라서 고통스럽거나 힘든 상황을 만난 뒤, 운 나쁘게 그때 바이러스에 감염되었다면 발병을 막을 수 없게 되어 감기에 걸린다는 것이다.

한 예로, 딸아이가 오빠들과 치킨, 아이스크림을 같이 먹고, 다음 날 장염에 걸려 링거를 2~3일 맞는 등 고생을 했는데, 오빠들은 괜찮았다. 또 이웃의 어떤 분도 아파트 상가에서 김밥을 사 먹고 장염이 심해 입원까지 했다. 퇴원 후 그 상가를 찾아 보상을 요구하였는데, 보상이나 미안하다는 말은커녕 남들은 잘 먹고도 말짱한데 유독 당신만 유난을 떠느냐는 식으로 핀잔만 들었다는 것이다. 이것도 몸의 그 부분이 유난히 약하거나 면역력이 떨어졌기 때문이다.

암 환자가 또 다른 암에 잘 걸리는 것도, 보통 사람보다 면역력이 부족해서다. 인체의 면역이란, 각종 감염성 질환과 싸워 그것으로부터 보호하고 방어하는 역할을 말하며, 적절한 면역기능은 우리 몸에 발생하는 암세포를 죽이는 기능까지도 하고 있다. 즉, 면역은 병원체나 이물질만이 아니라 악성종양을 억제하는 작용까지 한다.

우리는 발암물질에 노출되어 있는데 모두가 암에 걸리지 않고 건강을 유지할 수 있는 것은, 우리 인체의 면역세포들이 암세포로 변화하려는 세포들을 찾아내서 죽이기 때문이다. 그러므로 이런 면역체계가 약화되면 암에 걸리기 쉽다. 그래서 환자들은, 특히 암 환자는 면역력을 높이는 것이 최상의 방법인 것이다.

일부에서 상황버섯이 환자에게 좋다는 것도, 알고 보면 이것에 면역력을 높이는 물질이 다른 것에 비해 많이 들어 있기 때문이다. 그러므로 면역력을 높일 수 있는 방법을 주변에서 찾아내 이를 적절히 잘 활용해야 한다. 그래서 우리 몸의 면역체계가 정상적이고 활발하게 기능을 할 수 있도록 한다면 이 또한 암 예방·암 극복의 지름길이 아닐까 생각한다.

그래서 면역기능 강화 3가지 방법을 소개하면, 첫째는 면역세포를 만드는 주재료인 치즈, 우유, 달걀, 생선 등의 좋은 단백질을 챙겨 먹는다. 둘째는 골수에서 만들어진 면역세포의 80%는 장에 위치하므로 장내 유익균을 늘리는 방법으로 식이섬유가 많은 채소, 과일과 된장, 요구르트 등의 발효식품을 먹는다. 셋째는 우리 몸의 면역세포는 장 외에는 몸 구석구석에 위치한 림프절에 밀집돼 있어 유산소운동이나 반신욕, 족욕을 하며 혈류 흐름을 좋게 해 림프절 순환을 도와준다. 이 세 가지 방법을 실천하면 면역력 향상에 도움이 되어 암 예방과 암을 극복할 수 있다.

극복전략 5 암을 이긴 자들을 지표로 삼아 정진하라

정도의 차이만 있을 뿐 사람들은 누구나 살아가는 동안 이런저런 역경에 부닥친다. 사람을 주저앉히는 것은 역경이 아니라 절망이다. 비록 작은 어려움이라도 절망하는 사람은 결코 이겨낼 수 없으며, 아무리 큰 시련이라도 희망의 끈을 놓지 않는 사람은 결국 승리한다.

암 환자는 그것이 인생의 끝이 아니라 극복하면 새로운 삶을 시작할 수 있다는 자세로, 주변에서 자기와 비슷한 처지의 환자 중 인간 승리를 이룬 사람들을 지표로 삼아 마음을 다지는 것이 필요하다.

한 예로 전 서울대병원장 한만청 박사는 해마다 하는 검사에서 의심될 만한 소견이 없다는 판정을 받은 지 4개월 만에 간에서 14cm가 넘는 악성 종양 덩어리를 발견했다. 그동안 의사생활을 해오면서 이렇게 큰 것은 보기 드문 경우라 하는데, 이렇게 암에 걸려 간을 3분의 2나 들어낸 지 두 달 만에 다시 폐로 전이되어 생존율 5%

미만이라는 최악의 상황에서 기적적으로 살아남았다. 간암이나 폐암 말기 환자들은 이런 사례를 보면서 이를 본보기로 삼으면 큰 힘이 될 것이다.

또 한 예는 전 김 대통령 주치의까지 지낸 고창순 박사이다. 그는 젊은 시절 대장암 말기로 8개월 시한부 선고를 받았지만 이를 극복하였다. 또 40대에는 십이지장암, 50대에는 간암에다가 그 힘든 췌장암까지 걸렸지만 모두 이겨낸 인간승리의 장본인이다. 고창순 박사처럼 여러 개의 암을 가진 환자는, 이런 인간승리를 목표로 삼아 용기를 잃지 말고 잡초처럼 끈질기게 견디고 버텨야 한다. 그렇다면 암도 결국은 굴복할 것이다.

미국의 '사이클 영웅'인 랜스 암스트롱은 '투르 드 프랑스(le Tour de France)'를 한 번도 아니고 여러 번 제패했다. 투르 드 프랑스는 장장 20여 일 동안 인간 한계에 도전하는 프랑스 도로 일주 사이클 대회로, 천국의 풍경에서 펼쳐지는 지옥의 레이스라고도 한다. 지난 96년 고환암 판정을 받은 랜스 암스트롱은 폐와 뇌에까지 전이된 암세포를 도려내는 대수술을 여러 차례 반복했다. 생존율 20% 확률을 가지고 생과 사를 넘나드는 3년여 투병생활 끝에, 항암치료와 재활 훈련을 거뜬히 이겨내고 세계 최고의 철인으로 인간승리, 불사조의 신화를 만든 것이다. 초인 랜스 암스트롱, 그는 불굴의 의지력으로 말기암을 극복하고 암이 발견되기 이전보다 더 큰 업적을 이뤄냈다.

이렇게 역경을 뚫고 성공한 사람들의 이야기들을 보면 과연 인간의 한계는 어디까지인가 하는 생각이 든다. 말기암 환자들이 고난을 이겨낸 이런 사람들을 지표로 삼으면 암 극복에 훨씬 힘을 실을 수 있지 않을까 한다.

그래서 많은 사람들이 암투병기를 읽는 것이다. 그것을 읽고 자신에게 맞는 모델을 거울삼아 희망과 용기를 갖고 정진한다면 암투병기의 주인공처럼 행운의 여신이 미소를 지을 것이다.

극복전략 6 강한 체력, 긍정적인 마음가짐, 굳은 신념을 갖자

암에 걸리면, 가장 힘든 것이 무엇일까? 때때로 찾아드는 육체적 통증, 제대로 먹지 못하는 고통, 갖가지 부작용 등 이루 말할 수 없이 힘든 일들이 많다. 그러나 따지고 보면 정작 힘든 것은 마음의 평정과 평상심, 그리고 긍정적인 마음가짐을 갖는 것이다. 상황이 악화되었다고 해서 겁을 먹거나 뒤로 물러나지 않고, 또한 상황이 호전되었다고 해서 나태해지거나 흔들리지 않는 일관된 마음가짐 말이다. 이런 마음가짐은 냉철한 판단력과 적극적인 태도, 어떤 상황에서도 흔들림 없는 굳건한 의지를 가져다준다.

내가 완치될 수 있다는 긍정적인 마음가짐과 자기암시에서 신념은 만들어진다. 이러한 신념은 기적을 낳는다. 세상에는 기적에 가까운 일들이 많다. 보통 사람으로서는 도저히 할 수 없는 초인간적 일을 해내는 사람이 있다. 그런 사람을 보노라면 어떻게 저런 일을 할 수 있을까 하고 경탄과 찬미를 금할 수 없다. 놀라운 업적, 위대한 창조의 근저에는 커다란 신념의 힘이 존재한다. 신념은 불가능을 가능으로 만드는 위대한 힘이다. 무에서 유를 창조하는 놀라운 힘이다. '나는 할 수 있다'는 확신을 가진 사람과 '나는 할 수 없다'는 생각을 가진 사람이, 사물을 보는 태도와 인생을 살아가는 자세와 일에 임하는 기백은 천양지차이다.

인간의 정신력에서 가장 무서운 것은 신념이다. 신념은 강한 자기암시다. 계속적인 자기암시가 신념을 만들고, 무서운 힘을 가진다. 그러므로 긍정적인 신념을 갖는 것은 중요하다.

이것의 예로 실제로 있었던 일이 있었다. 우리나라의 한 청년이 스위스 알프스 산중을 드라이브하고 있었다. 그는 심한 갈증을 느끼고 있었는데 마침 맑은 폭포를 발견했다. 그는 그 폭포수를 마셨다. 감로수와 같이 맛이 달았다. 그가 갈증을 해소하고 앞을 내다보니 폭포 앞에 게시판이 있었다. 그 게시판에는 영어로 '독'이라는 글자가 쓰여 있었다. '저 물에 독이 있는 것을 모르고 마셨구나' 하고 생각하니, 구역질이 나고 열이 오르고 얼굴이 창백해지기 시작했다. 큰일

났다고 생각했다. 그는 가까스로 차를 타고 마을의 의사를 찾아가서 진찰을 받았으나 결과는 모두 정상이었다. 그런데도 그의 얼굴은 창백하고 구토에 설사를 하고 열이 자꾸 났다. 의사가 왜 그러냐고 그 청년에게 물었다. 독이 있는 폭포의 물을 마셨기 때문이라고 그는 대답했다. 그때 의사는 그 청년에게 이렇게 말했다.

"그 폭포의 물은 맑고 깨끗합니다. 독이 없습니다. 사람들이 그곳에서 낚시질을 자주 하기 때문에 프랑스말로 낚시질하지 말라고 쓴 것인데, 철자 한 자가 틀린 것을 잘못 본 것입니다."

그 청년은 의사의 말을 듣고 안심했다. 그 말을 듣자마자 창백했던 얼굴은 건강한 화색으로 돌아갔고, 열과 구토, 설사는 그 자리에서 멎어버렸다.

이 실화는 자기암시가 얼마나 놀라운 작용을 하는가를 우리에게 가르쳐준다. 그 청년이 독을 마셨다고 생각하자 그의 몸은 곧 환자로 변했다. 그러나 독이 아니라는 것을 안 순간 그는 곧 건강체로 돌아왔다. 자기암시란 그렇게 무서운 것이다. 이 세상의 모든 것은 다 마음이 만들어내는 것이다. 마음가짐에 따라서 세상은 천국이 되기도 하고, 지옥으로 변하기도 하는 것이다. 그러므로 마음을 꽉 움켜잡아야 한다.

우리는 불치병으로 죽음의 문턱까지 갔다가 다시 살아 돌아온 사람들의 이야기를 종종 듣는다. 그러나 그들은 결코 운이 좋아 병이 나은 것은 아니다. 한결같이 마음을 비우고, 정신적으로 확고한 신념을 가지고, 흔들리지 않는 투병 생활을 열심히 해온 대가로 건강해질 수 있었던 것이다.

굳은 신념으로 투병 생활을 한다는 것은 말로는 쉽지만 지극히 어려운 일이다. 특히 난치병, 불치병 환자들은 정신 상태가 극히 불안정하여 더욱 어렵다. 투병기간 중에 기분 좋은 일이 생기면 병이 빨리 낫지만 언짢은 일들이 발생하면 병은 악화된다. 그렇다고 환자 자신이나 주위에서 좋은 일들만 생기면 되지 않겠느냐고 하겠지만 그게 어디 가능한 일인가. 이러한 요인들이야말로 어쩔 수 없는 인간의 한계인 셈이다.

암 환자들의 99%는 죽음의 공포에서 헤어나지 못한다. 그런 처지에 있지 않은 사람들은 당당하게 정신력으로 맞서라고 말하지만, 실제로 암의 공포에 닥치게 되면 당당한 정신력을 갖기가 어렵다. 불치병, 난치병과의 투쟁은 질병과의 싸움 이전에 자신과의 싸움이다. 이 싸움에서 승리하려면 인간의 한계를 뛰어넘는 초인간적인 의지가 필요하다.

그러나 과연 이러한 의지가 막연한 신념만으로 가능할까. 신념이란 생각이나 말로 되는 게 아니다. 초인간적인 의지와 실천, 그리고 행동의 총체적 복합체이다. 실천과 행동이 없는 신념은 신념이 아니라 환상이다. 실천은 크게, 생각은 작게 해야 한다. 신념이란 행동을 통하여 말없이 하는 것이다.

주위에서 병을 고치겠다고 굳은 신념으로 투병했는데 병이 낫지 않거나 악화된 경우를 자주 본다. 그러나 이런 사람들을 자세히 관찰해 보면, 그들은 환상을 신념으로 착각하고 있다. 요양원이나 기도원 같은 곳에서 편안하게 병을 고치겠다고 하는 것은 환상이다. 열심히 사회생활을 하면서 불치병, 난치병을 극복하겠다고 하는 것이야말로 신념이다. 제한된 환경, 제한된 생활 속에서 오로지 건강만을 위하여 노력한다고 건강해지는 게 아니다.

일이 좀 잘 풀린다고 우쭐대지 말고, 또 일이 언짢게 되었다고 찡그리지 말고, 주어진 여건에서 평범한 일상생활을 열심히 그리고 즐겁게 해야 한다. 그렇게 참 신념을 갖고 꾸준히 투병 생활을 하면 그 어떤 불치병이나 난치병도 그리 고치기 어려운 병은 아니다.

극복전략 7

강한 정신과 불굴의 의지력을 갖자

암 환자가 가장 궁금해하는 것은 자신의 완치 가능성과 생존 가능성이 몇 %인가 하는 것이다. 하지만 이 가능성이 적다고 해서 결코 포기할 수는 없다.

이 세상을 살아나가면서 누구든 역경이나 위기에 봉착하게 된다. 누구든 이것을 면제받을 수 없다.

'이제는 쓰러지는구나, 포기할까?'

이러한 수많은 유혹의 순간을 몇 번씩 버티어 내고서야 성공이라는 보답을 얻게 되는 것이 인생이다.

목이 탈 때 한 대접 냉수를 쭈욱 들이키는 것처럼 그렇게 시원하게만 살 수는 없는 법, 따뜻한 난롯불에 언 몸을 녹일 때처럼 그렇게 훈훈하게만 살 수는 없는 것이다. 지위가 높거나 낮거나 가진 것이 많거나 적거나 누구의 일기(日記) 속에도 기쁨과 슬픔 그리고 답답함과 훈훈함, 달콤함과 쓰디씀은 있게 마련이다. 양지가 있으면 음지도 있듯, 오르는 언덕이 있으면 내리는 비탈도 있듯이 사람은 희로애락의 계곡을 걸어가는 것이다.

그러기에 세상의 모든 괴로움이 자기에게만 배당된 것처럼 실의에 빠져 자포자기하는 것은 자신의 미래를 스스로 불행하게 하는 어리석은 자학(自虐)이다. 투쟁할 의지와 결심이 서 있고 정력이 있는 사람에게 불가능이란 남의 일인 것이다. 희망도 자신이 만드는 것이고, 불행도 자신이 만드는 것이다.

오래 살지 못할 것 같다든가, 일이 잘 안 될 것 같다든가 하는 자신감 없는 패배의 불안감에 지배당하게 되면 승리의 여신은 그에게 월계관을 선사해 주지 않는다. 불안감에 사로잡힌 환자는 병을 이기거나 극복할 수 없다. 병을 이겨야 하는 환자에겐 강한 정신력과 의지가 있어야 한다. 암 환자는 특히 정신적으로나 육체적으로 나약하기 쉬운데, 강한 정신력과 의지를 바탕으로 현재 받는 긴 항암치료와 내시경, 각종 검사 등을 이겨내야 한다.

윈스턴 처칠은 이렇게 말했다.

"결코, 결코, 결코 포기해선 안 된다."

힘들 땐, 처칠의 말을 상기하면서 결코 포기하지 말아야 한다. 또한 스피노자가 말한 것처럼 내일 세계가 멸망한다 해도 오늘 한 그루의 나무를 심는다는 각오로 자신의 마음부터 추슬러야 한다. 치료가 쓸데없는 일이라는 생각이 들더라도, 당장에는 희망의 빛이 안 보인다고 해도 새로운 도약을 위해선 껍질을 깨는 아픔을 겪는 게 당연한 순서이다.

보통 봄맞이는 늦겨울 보리밭 밟기부터 시작되는데, 열심히 겨울 보리를 밟아주어야 뿌리가 들뜨지 않고 새봄에 새파랗고 건강한 보리를 기대할 수 있다. 그렇듯이 우리 인생도 한겨울의 보리처럼 천근무게의 밟힘을 당할지라도 좌절하지 않고 꿋꿋이 견뎌낼 때 인생의 푸른빛을 기대할 수 있다.

암에는 아무리 해도 어쩔 도리가 없는 암과, 무엇을 하든 낫는 암과, 아무것도 하지 않아도 그다지 나빠지지 않는 암, 즉 운이 좋으면 완치되고 운이 나쁘더라도 오랫동안 목숨을 부지할 수 있는 암이 있다. 그런데도 일부 암 환자 중에는 너무 부정적인 면만 생각하고 주변 사람들의 조언에 아랑곳하지 않고 너무 쉽게 수술과 항암치료 자체를 포기하려는 우를 범하는 경우가 있다. 그들은 쉽게 포기하거나 성급히 결정해 버리는, 즉 한 번뿐인 목숨을 너무 쉽게 마음대로 하는 사람이다.

앞에서도 이야기 했지만, 이름만 대면 알 만한 문인 중에 어떤 분은 직장암에 걸렸는데, 수술과 항암치료의 고통 그리고 그 후유증과 부작용에 대한 두려움 등 자기가 갖고 있는 일반적인 상식만 생각하고, 모든 것을 포기하고 산속으로 들어가 생활하였다. 그런데 나중에는 결국 그 고통을 혼자 감내하다 자살로 생을 마감했다. 이처럼 자기 혼자 생각하고, 결심하고, 무모하게 행동하는 것은 정말 위험한 일이다. 너무 기대를 하는 것도 문제이지만 매사를 너무 비관적으로 생각하고 자기 마음대로 생명을 다루는 것도 위험한 발상이다.

이처럼 외부의 요인보다도 내부의 자기 자신을 다스리는 것이 더 힘들다. 암 극복을 위해서는 마음을 추스르는 일뿐만 아니라, 몸과 정신까지 삼위일체가 되어야 한다. 역경을 극복하는 데 가장 커다란 걸림돌은 외부의 여건보다도, 정신적인 나약함이 더욱 커다란 비중을 차지한다. 그러므로 환자는 탐험가의 의지력을 가지려고 노력해야 한다.

현대의학으로는 달리 손을 쓰지 못할 만큼 심각한 상태임에도 불구하고, 병마와 싸우는 것을 포기하지 않고 열심히 투병한 환자 중에 유명한 사람이 있다. 바로 영화배우 존 웨인이다. 그는 암이라는 진단을 받은 후, 효과가 있다고 알려진 모든 치료를 총동원하여 15년 동안이나 병마와 싸웠다. 그에게 있어 지난 15년은, 자기 혼자만의 고뇌와 고독에 몸을 맡기고 죽음과 대결하는, 즉 말없이 다가오는 죽음에 대한 불안과 공포로 얼룩진 고난의 나날이었음이 틀림없다.

이같이 어떠한 난관이라도 극복하고 이겨나간다는 투지, 이것이 바로 역경에 도전하는 사고인 것이다. 자고로 '폭풍우는 오히려 참나무의 뿌리를 강하게 만든다', '비 온 후에 땅은 더 굳어진다'라고 했

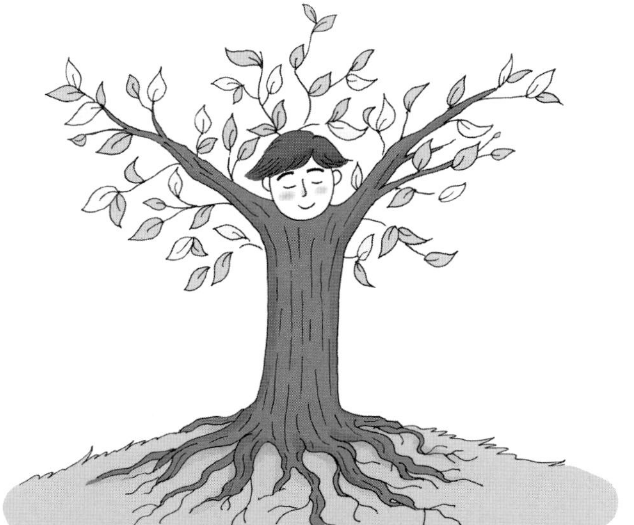

다. 그런가 하면 '영웅은 하늘을 원망하면 했지, 인간 세상을 원망하지 않는 법'이라고 한다. 이러한 것들은 모두 인생의 시련을 극복하여야만 행복한 미래를 만들 수 있다는 점을 암시하는 것이다. 어쩌다 운이 없어 이런 병에 걸렸지만, 못 나을 이유 또한 없다는 식으로 매사에 자신감을 가져야 한다. 불운은 있어도 좌절은 있어선 안 된다. 쓰러져도 다시 일어나곤 하는 '오뚝이 정신'이야말로 환자가 지녀야 할 정신이고, 이런 불굴의 의지력과 강한 정신은 치료 효과를 더욱 높여줄 것이다.

'글리벡'이라는 기적의 신약은 만성골수구 백혈병 환자에겐 병이 호전될 정도로 아주 효과가 있고, 이어서 개발된 폐암에 탁월한 신약 '이레사'도 5명 중 1명이 효과를 본다고 한다. 이렇듯 앞으로도 암에 효과가 있는 치료제가 계속 나오고 있다. 이런 신약에 힘입어 암의 치료까지도 가능하게 만들 날이 머지않았다.

날이 갈수록 의학이 발전하면서 질병에 대한 원인과 치료법이 상당히 밝혀졌다. 그리 멀지 않은 시기에 암을 완치할 수 있는 치료법이 나오기를 기대하면서 악착같이 생명을 연장해 버텨야 한다. 그러면 기적의 열매를 맺을 수 있다.

극복전략 8

새롭게 삶을 시작한다는 각오로 변화해야 한다

삼성 이건희 회장이 신년사에서 집과 아내만 빼놓고 다 바꾸어야 한다고 얘기한 적이 있다. 이같이 암 환자도 나쁜 것은 다 바꾸고 변화해야 산다. 잘못된 의식과 습관이 병을 부르기 때문에, 특히 병의 예방과 치료를 원한다면 스트레스를 많이 받는 생활습관부터 버리고 바꿔야 한다. 변신은 무죄라는 유행어처럼 '암 환자의 변신은 무죄'다.

건강한 사람일수록, 나이가 들수록 자기 생각 안에 갇혀 옹고집만 늘어가는 경우를 보기 쉽다. 그동안 누려온 자기 삶의 테두리 안에서만 안주하며 다른 것을 받아들이지 못 할 뿐만 아니라, 자기가 아는 것 이외의 것은 모두 부당하다고 생각해 변화하지 못하는데, 세상은 안주하지 않고 빠른 속도로 변하고 있다. 여기에 대처하지 못하면 도태된다.

KBS 장수 프로그램 '전국 노래자랑'의 심사위원장은 보통 악단장이 맡는다. 그 악단장의 얘기로는 TV에 나오는 18명에 들기 위해 우선 100명이 1차 예심을 거치는데, 노래를 아무리 잘해도 발을 바닥에서 떼어 놓지 않으면 100% 떨어진다고 한다.

"눈에 띄어야 한다. 율동이나 개성이 있으면 더 좋다. 즉, 튀지 않으면 안 된다."

그의 말에서 보듯이, 전장에서 총알을 피하려면 지그재그로 움직여야지, 한쪽 방향으로 움직이면 표적이 되는 것이 당연하다.

암도 마찬가지로, 생활을 편중되게 일편적으로 하면 암세포의 표적이 된다. 변칙적으로 다양하게 변화를 할 때 암세포도 당황하게 되고 적응을 못 하게 된다. 그동안 해오던 생활 조건이라면 암세포에 또다시 당할 수밖에 없다. 암을 이기려면 생활습관을 바꿔야 한다.

암의 가장 큰 원인은 식생활에 있다. 인간은 습관적인 동물이다. 게다가 음식물의 좋고 싫음이 분명하다. 싫어하면 먹지 않고, 좋아하면 매일 먹기도 한다. 이런 편식 습관이 미처 깨닫지 못하는 사이에 암을 유발한다. 암이 발생하는 데는 발암물질과 그것을 받을 그릇이 필요한데, 예를 들면 A 발암물질은 A 그릇에, B 발암물질은 B 그릇으로 들어간다. A 발암물질이 B 발암물질 그릇으로 들어가는 일은 절대 일어나지 않는다. 게다가 암이 발생하기까지는 어느 정도의 양이 축적되어야 한다. 특정 음식을 계속 편식하면 특정 발암물질만이 체내로 점점 들어가게 되어 특정 그릇에 점점 쌓이고, 어느 날 발암 한계선을 돌파하고 만다. 그렇게 되면 비로소 암이 발생하고 마는 것이다.

그래서 환자는 체질에 맞는 제철 음식이나 입맛에 맞지 않아도 항암성분이 있는 음식으로 습관을 들여야 한다. 평소 먹던 음식에서 새로운 음식으로, 입맛에 맞는 음식에서 건강에 좋은 음식으로 식생활에 변화를 주어야 한다. 암 환자 중에는 퇴원해서 살아봤자 얼마나 산다고, 가려서 못 먹고 사느니 사는 날까지 먹고 싶은 것 다 먹다가 죽겠다고 먹고 싶은 대로 먹는 환자가 의외로 많다. 술, 담배를 비롯해 고염식, 아주 매운 음식이나 기름진 음식, 방부제나 조미료가 든 음식 등 가리지 않고 보통사람이 먹는 이상으로 닥치는 대로 이것저것 음식을 먹는데, 이런 식습관은 몸에 굉장히 해롭다.

이렇게 무엇을 바꾸고 변화를 한다는 것은 정말 힘들다. 우리 주변에서 아주 간단한 것조차 실천하기 힘든 예를 보자. 흔한 예로 월간지를 정기적으로 구독하거나 자주 구입하는 사람은 그 지출에 무감각하지만, 반면 돈이 있는 사람이라 해도 월간지를 한 번도 구입해 보지 않고 얻어서만 본 사람은 월간지에 필요한 기사가 있어도 습관적으로 월간지가 구비된 은행이나 미용실같은 곳에서 보고, 아니면 지난 것을 취득하거나, 책 대여점에서 빌려볼망정 그 달에 직접 구입하는 법이 없다.

이렇게 습관을 바꾼다는 것은 조그만 일이라도 쉽지가 않다. 의식이 먼저 바뀌어야 한다. 그래서 먼저 의식을 바꾸고 바로 실천을 해보는 것이 필요하다. 저명한 심리학자이며 철학자인 윌리암 제임스는 이렇게 말했다.

"인간은 자기 마음의 내적 태도를 변화시킴으로써 삶의 외적인 면을 바꿀 수 있다."

자신의 내면세계부터 변화시켜야 한다. 그러면 그 내면세계는 자연히 당신의 외부세계를 변화시킬 것이다.

나도 성격이 급하고 날카롭지만 병실에서 다른 암 환자들을 보면, 나보다 더 하면 더했지 덜한 사람은 별로 보지를 못 했다. 툭 건드리면 폭발할 듯이 신경질적이다. 속담에 '약한 강아지일수록 사납게 짖는 법'이란 말이 있다. 정상인에 비해 약하기 때문이라고 이해하지만 결코 옳지는 않다.

성격이 날카로운 사람일수록 이 이야기에 주목해 주기 바란다. 옛날 도가(道家)에 "강하고 날카로운 이(齒)는 결국 상하고 뽑히기 마련이지만, 그에게 깨물리고 피를 흘리는 부드러운 혀(舌)는 끝까지 남는다"고 했다. 이같이 환자들이 너무 강하고 날카로워서 '암에 찍힌 것'이 아닌가 생각이 든다. 이젠 몸에서 힘을 빼고 바람이 불면 슬쩍 드러누웠다가 다시 일어날 줄도 아는 부드러운 풀잎처럼 성격도 확 바꾸고 변한 모습으로 살아야 하지 않을까 싶다.

극복전략 9 하루를 살아도 일을 찾아 혼을 담고 뜻있는 삶을 살자

환자가 병실이나 집안이라는 좁은 공간에서 폐쇄적으로 생활하다 보면, 세상 모든 게 다 정상대로 돌아가는데 자신만 정체된 것 같고, 주변에서 소외된 것 같은 감정이 들어 마음뿐만 아니라 자칫 정신까지도 피폐해지기 쉽다.

이를 벗어나려면 일단은 자꾸 몸을 움직여 건강을 회복해야 한다. 한번 드러눕기 시작하면 자꾸 드러눕게 되어 나중에는 거동조차 불편해지고 건강이 악화될 수밖에 없다. 움직이면 신진대사가 촉진되어 입맛도 좋아지고, 활력도 생긴다. 또 긍정적인 사고와 적극적인 사고도 생기며, 우선 정서적으로 안정감을 유지시켜 준다.

몸의 65~70%는 물이다. 물은 고이면 썩는다. 적극적인 사고방식으로 몸을 움직여 땀을 흘리고 꾸준하게 새로운 물을 받아들이도록 노력해야 한다. 모든 질병은 마음이 위축되면 찾아온다.

시간은 화살같이 빨리 지나간다. 특히 시간은 노년으로 갈수록 더더욱 빨리 가는 것처럼 느껴진다고 한다. 새장이나 감옥같이, 병실이나 집안에 갇혀만 있지 말고 훌훌 털고 일어나 굳이 생산적이지 않더라도 보람된 일을 찾아 바깥출입을 해보자. 친구를 만나거나 자원봉사라도 하면서 말이다. 시간이 많을수록 공허한 감정이 생기게 된다. 이런 사람들은 조그마한 위기에도 견딜 수 없어 곧바로 건강이 악화될 수 있다. 그래서 질병을 치료하는 데는 병을 망각하고 새로운 일에 몰두하는 자세가 필요하다.

미켈란젤로는 80세의 고령에도 불구하고 베드로 성당의 지붕 덮개 공사를 맡았는데, 고령이라는 것을 고려하면 이 공사는 불가능했을 것이다. 그러나 그는 자신이 고령이라는 사실을 염두에 두지 않은 채 하나하나의 일에 온갖 정성을 쏟아 부었다. 혼을 다하여 일하는 모습은 마치 그 공사가 마칠 때까지만 살기로 작정한 사람처럼 보였다. 그는 일을 하는 데 있어 자신의 몸과 마음을 아끼지 않았다. 말년에 들어서 다리가 불편해지자 달구지에 몸을 싣고 바티칸 궁에 들어가 그림을 그렸고, 나중에는 시력까지 잃게 되었지만, 그때에도 그는 신들린 사람처럼 손의 감각을 더듬어가며 조각을 했을 정도로 초인적인 의지로 일했다. 그 결과 오늘날 십만 명을 수용하는 이 성당 지붕은 세계에서 가장 크고 웅대한 작품으로 남아 있다.

TV 인간극장에서 방영했던 휴먼 드라마 '눈 먼 어부' 편도 감동을 자아내기에 충분했다. 목수 일을 하다가 어느 날 갑자기 시력을 잃게 된 주인공, 한동안 좌절을 겪은 후 이를 딛고 일어나 어부로 나서게 되었다. 앞이 안 보이는 그는 매일 갯벌에 나가 그물에 걸린 고기를 잡는 혼을 담은 인간 승리의 아름다운 모습으로 많은 사람에게 감동을 주었다.

이렇게 하루를 살아도 혼을 담고 열심히 뜻이 있는 삶을 살 때만이 우리의 건강을 보장받을 수 있다.

극복전략 10

부정적인 면보다도 긍정적인 면을 보면서 밝게 살자

어차피 인생이란, 어둠과 밝음이 공존하는 양면성을 가지고 있다. 즉, 밝은 부분이 있으면, 반드시 어두운 부분이 있게 마련인데, 이 어두운 부분은 그림자처럼 항시 따라다닌다. 마치 손등과 손바닥처럼 어느 한쪽이 밝은 쪽을 향하게 되면 어느 한쪽은 그림자를 향해야 하는 것과 같다.

밝은 부분이 있으면 어두운 부분도 있다는 것을 생각하고 어두운 부분이 밝은 부분을 가리게 될 때는 지혜로써 이를 극복해야 한다. 금방 숨이라도 끊길 것처럼 예기치 않게 몰아닥친 시련, 그 시련이라는 터널 속의 어둡고 아픈 시간들을 잘만 견디면, 밝은 희망의 빛이 나타날 것이다. 그리고 고마운 아침을 맞이하고, 행복을 이야기하고, 또 내일을 기약할 수 있게 해준다.

내가 어디에 있든 간에 밝은 태양은 항상 나의 머리 위에 비치고 있다는 사실을 알아야 한다. 바로 내 머리 위에 구름이 가려 온통 주위가 어둡게 되더라도 반드시 밝은 햇빛이 다시 비친다는 것을 기억하자.

주변에서 죽는 사람을 보면 사람이 하루살이 목숨 같지만, 이와는 상대적으로 모질고, 끈질긴 것도 사람의 목숨이다. 회갑을 넘긴 어떤 분은 인공심장을 달고 세계에서 10명만이 포함되는 마의 1년 6개월을 버텼다. 그리고 그 끝에 뇌사자의 심장을 공수받아 수술에 성공하여 새로운 삶을 이어가고 있다. 그 정도의 시간을 버틴 사람은 세계에서 단 10명이라고 한다.

또 매스컴에 소개된 사례가 있다. 6·25전쟁에 참전했던 미국인 기업가는 치열한 전투 중 총알이 심장을 관통한 것을 모르고, 그 당시 총알이 심장 근처를 스쳐갔다는 군의관의 말만 믿고 살아왔다. 그러다가 이번에 심장 이상으로 인해 병원에 입원하였다. 정밀검사 과정에서 밝혀진 바에 의하면 그때 실제로 총알이 심장을 관통했는데, 운좋게 피가 응고된 상태로 막혀서 지금까지 산 것이라고 한다. 이런 일은 의사들도 믿기지 않을 정도로 기적 같은 일이라고 한다.

이 같은 사례들은 바로 밝은 빛 같은 것이다. 암 환자는 비록 현재 어두운 상황에 처해 있더라도 어두운 면만 보지 말고, 나에게도 희망적인 일이 일어날 수 있다는 밝은 면만 보고 긍정적으로 살아야 한다.

극복전략 11

모든 일을 치밀하게 계획하여 후회하지 않도록 하자

주변에서 실제로 일어난 코미디 같은 일화 하나를 소개하겠다. 요즈음은 보통 부모와 아이들이 두 명 정도 있는 집안이 많다. 이 이야기의 주인공인 여중생의 가족도 4인 가족이다.

방학인 어느 날 저녁, 고등학교에 다니는 오빠 친구들이 놀러 와서 오빠 방에서 컴퓨터를 하며 놀고 있었다. 여학생은 목욕탕에서 목욕을 하고 있었는데, 문제는 평소에 준비성이 없는 이 학생이 속옷을 챙기지 않고 목욕탕에 들어온 것이었다. 그러나 이것을 알았을 때는 이미 때가 늦어 식구들에게 부탁할 수도 없고, 결국 그냥 달려가는 수밖에 없었다. 여기서 침착했으면 되는데, 실내가 어두우니까 급히 서둘러 뛰어가다가 그만 꽈당하고 나자빠지고 말았다. 이 소리에 놀라 안방에 있는 부모와 오빠 방에 있던 친구들이 몰려나왔다. 이 여학생은 놀란 나머지 "불 켜지마!"하고 소리를 질러댔다. 어머니는 무슨 일인지 상황이 궁금해 자기도 모르게 그만 불을 켜고 말았다.

그런데 더 큰 문제는 앞으로 넘어졌으면 그래도 다행인데, 뒤로 넘어져서 보일 것, 안 보일 것 다 보여줬다는 데 있다. 아빠가 서둘러 다시 불을 끄고, 각자의 방으로 돌아가 상황이 종료되었지만, 이미 엎질러진 물이었다. 이 일이 있은 후 오빠 친구들은 이 여학생이 집에 있다고 하면 절대로 이 집에 놀러 가지 않는다고 한다. 우스운 이야기였지만 치밀한 준비성 없이, 아무리 작은 일이라도 서두르다 보면 낭패를 보게 된다는 것을 배울 수 있었다.

또, 아버지 친구 중의 한 분은 동네 개인병원에서 검사 결과 위암일지 모른다는 의사의 말에 크게 쇼크를 받아, 같이 사는 둘째 며느리에게 건물과 집을 다 물려주겠다고 구두 상속을 했다. 그런데 큰 종합병원에서 정밀검사결과 암이 아니라는 판정을 받자 내가 언제 그랬느냐고 번복하여 며느리에게 상처를 준 일도 있다.

지인 중의 또 한 분은 백혈병으로 진단받고서 그동안 모은 억대의 돈을 여행 등으로 탕진하며, 남은 삶을 마무리하려고 했다. 다행히 점점 회복되면서 생각보다 오래 살게 되었다. 이제야 그동안 계획성 없이 산 것을 후회하며 어렵게 다시 재기하는 모습을 보았다.

이와 같은 사례에서 보듯, 이 같은 낭패들이 자신의 명예와 재산, 생명에 직결된다. 그러므로 암 환자들은 하나밖에 없는 목숨을 소중히 여겨야 한다. 먹는 것뿐만 아니라, 모든 일거수일투족에 신경을 쓰고 행동에 옮기는 자세가 필요하다.

극복전략 12

위기는 기회가, 화는 복이 될 수 있다

미국에 진출해 프로야구의 세계적인 스타 대열에 오른 류현진, 추신수, 박찬호, 김병현, 최희섭 선수들 덕분에 야구에 관심을 갖는 사람들이 부쩍 많아졌다. 우리는 야구를 통해서 인생의 한 단면을 엿볼 수가 있다. 기회가 왔을 때, 이 기회를 잘 활용하지 못하면 바로 위기로 역전당하기도 하고, 위기를 잘 극복하면 그것이 기회가 되어 드라마틱하게 9회 말에서 통쾌한 승리를 거두기도 한다.

또한 TV를 통한 성공신화를 이룬 성공담이 종종 나오는데 하나같이 이러한 역경과 고비를 겪을 때마다 슬기롭게 잘 극복함으로써 인간승리로 입지적인 인물이 되어 역사의 한 페이지를 장식했다. 반면 상대적으로 이를 극복하지 못해 불명예스럽게 파산을 당하거나 비운의 주인공으로 생을 마감한 예 또한 비일비재하다.

사람에게 닥치는 길흉화복 역시 미리 헤아릴 수가 없는데, 여기에 자주 쓰이는 이야기가 바로 인간만사 새옹지마(塞翁之馬)이다. 이 고사성어의 유래를 보면, 원나라 때 북방 국경 근방에 점을 잘 치는 늙은이(새옹)가 살고 있었는데, 하루는 그가 기르던 말이 까닭도 없이 도망쳐 오랑캐들이 사는 국경 너머로 가버렸다. 마을 사람들이 위로하고 동정하자 늙은이는 "이것이 무슨 복이 될는지 누가 알겠소" 하고 낙심하지 않았다. 몇 달 후 뜻밖에도 도망갔던 말이 오랑캐의 좋은 말을 한 필 끌고 오자 마을 사람들이 이것을 축하하였다. 그러자 그 늙은이는 "이것이 또 무슨 화가 될는지 누가 알겠소" 하고 조금도 기뻐하지 않았다. 그런데 집에 좋은 말이 생기자 말타기를 좋아하던 늙은이의 아들이 그 말을 타고 달리다가 말에서 떨어져 다리가 부러졌다. 마을 사람들이 이에 대하여 위로하자 늙은이는 "그것이 혹시 복이 될는지 누가 알겠소" 하고 태연한 표정이었다. 그런 지 1년이 지난 후 오랑캐들이 대거 쳐들어왔다. 건장한 다른 장정들은 싸움터에 나가 모두 전사하였는데, 늙은이의 아들만은 다리가 부러져 징병에서 제외되어 부자가 모두 무사할 수 있었다는 이야기다.

이처럼 인생살이가 지금 좋다고 너무 좋아할 것도 없고, 또한 현재 나쁜 일이 있다고 너무 비관할 것도 없다. 현재에 좋은 일이 나중에 보면 나쁠 수도 있고, 현재의 나쁜 일들이 지나고 보면 좋을 수도 있다. 얼마 전, 일확천금을 노리는 사람들로 복권매장마다 붐볐던 로또 복권 열풍이 지나갔지만, 이렇게 국·내외 복권 당첨으로 벼락부자가 된 사람들의 생활 면면을 추적해 본 결과, 극소수의 사람을 빼고는 말로가 거의 다 불행했다는 신문 기사를 보았다. 이처럼 현재에서 일어난 일들의 현재 결과만 보고 좋은 일인지 나쁜 일인지 속단할 수 없다. 먼 훗날, 즉 먼 미래에 가서야 과거의 일들을 가늠해 볼 수가 있는 것이다.

고 김기창 화백, 그는 8살 때 병으로 농아가 되었는데 이런 역경을 딛고 성공하여 한국 미술을 대표하는 거장으로 우뚝 섰다. 많은 작품들 중, 대표적인 '예수의 생애'는 한국전쟁 중에 피난지인 군산 허름한 창고에서 그와 가족들이 겪어야 했던 생활의 고단함을 극복하게 했다. 또 부인을 잃고는 '바보 산수' 작품을 통해 슬픔을 달랬다. 이같이 인생의 굽이굽이 위기 때마다 예술적 천재성으로 이를 극복해 빛난 작품을 내놓았는데, 그 양만 해도 1만 5천여 점에 이른다니 가히 놀랍다. 이와 같이 역경과 시련을 잘 극복해 기회로 만든 사람들을 주변에서 종종 볼 수 있는데, 지금 고인(故人)이 된 김 화백도 여기에 속한다고 볼 수 있다.

그러므로 암 환자는 이 위기를 잘 극복해 더 큰 일을 이룰 수 있는 밑거름으로 만들거나, 이런 화를 화로 끝내지 말고 복으로 승화해 나갈 수 있게끔 모든 면에서 자기가 힘닿는 데까지 최선을 다해야 한다. 복은 하늘에서 내리지만 그 복을 이루는 것은 본인의 마음과 의지에 달려 있다. 아무리 사과나무에 사과가 주렁주렁 달려 있더라도 사과나무 밑에서 입만 벌리고 있으면 입속으로 떨어지지 않는다. 우리는 무슨 일이든 쉽게 이루려고 하는 경우가 많은데, 직접 노력해서 따야만 먹을 수 있고, 또한 목적한 바를 이룰 수가 있는 것이다.

'가장 쉽다'는 표현으로 누워서 떡 먹기라는 말이 있는데 이 표현대로 누워서 떡을 먹어 보자. 누워서 떡 먹는 것이 잘못하면 목에도 걸리지만, 누워서 떡을 삼키기가 그렇게 쉬운 일은 아니다. 일본에서는 찹쌀떡을 먹다가 기도가 막혀 죽는 경우가 종종 있을 정도다. 하물며 큰일을 겪어, 이를 극복하려고 하거나 불행을 행복으로 만드는 과정은 결코 쉬울 수가 없는 것이다.

인생에서 고난이 되풀이되면, 한걸음도 나아가지 못하고 제자리 걸음만 되풀이하는 것처럼 여겨질 때가 많다. 이처럼 병의 상태가 호전되는 기미를 안 보이면 본인은 물론 주변 사람들이 초조해 불길한 생각을 갖게 되는 데다, 치료를 위해 늘어나는 주삿바늘과 항암치료의 횟수도 점점 늘어나는 등 고통이 겹치면 부정적인 자세로 변하게 된다. 이럴수록 마음을 독하게 먹고, 안개가 걷히고 강한 비바람이 멎으면 평화롭고 밝은 세상이 다가온다는 긍정적인 자세로 살아야 한다.

극복전략 13 내 가족의 삶도 챙기며 개방적으로 살아야 한다

암 환자는 현재 상황 때문에 병이 난 것처럼, 당장에 무슨 큰일이 벌어질 것처럼 전전긍긍한다. 그래서 그동안 삶의 터전인 직장을 접어두거나 가족을 떠나 몸 관리를 하면 병이 나을지도 모른다는 이기적인 생각에 사로잡히기도 한다. 사슴이나 타조를 키우는 농장으로 가거나, 절·기도원 등으로 식구들을 떠날 생각을 하며, 돈 있는 사람은 어차피 얼마 안 남은 인생, 돈이나 펑펑 쓰자고 계획 없이 막 쓰고 다니기도 한다. 이것은 암과 싸우는 데 아무 도움도 되지 않는다.

진정으로 살기를 원한다면 내 가족의 삶부터 지켜야 한다. 이럴수록 냉철하게 사물을 바라보고, 우선은 먹고 사는 가족의 생계부터 챙겨야 한다. 가족이 있어야 시중을 들어줄 수 있고, 또한 병과의 싸움을 장기적으로 하려면 병원비가 한두 푼 드는 게 아니므로 생계수단을 함부로 내팽개쳐서는 안 된다. 나는 퇴원해 힘든 가운데서도 집에 있는 기간을 최소화시켜 생업 현장으로 빨리 복귀했다. 대장암일 때 힘이 부쳐 아주 고통스러워도 퇴원 사흘 만에 차를 끌고 회사에 나간 기억이 생생하다.

효과적으로 암과 싸워 이기기 위해선 가족의 사랑이 무엇보다도 중요하다. 여기서 가족의 소중함을 일깨워 주는 영화를 한 편 소개하고 싶다. 한 가정의 사랑과 가족의 소중함을 감동적으로 표현한 '인생은 아름다워'라는 영화는 실화를 소재로 했다. 이탈리아 농촌에서 도시로 온 건장한 청년이 상류층 집안의 여인을 만나 신분 차이의 벽을 넘어 갖가지 역경을 극복하고 결혼에 골인한다. 아들까지 두고 행복한 삶을 꾸려가는데 행복도 잠시, 전쟁이 일어나 독일군이 진주하면서 어둠의 그림자가 다시 드리워진다. 주인공인 청년은 유태인이라는 이유로 아들과 함께 잡혀가는데, 부인은 유태인이 아닌데도 독일군 장교에게 자기도 함께 가겠다고 자청해 기차에 탄 후, 어딘가로 끌려가 수용소에 갇힌다. 주인공은 군수 물자를 나르는 사역을 하는데, 여기서 어린 아들을 살리기 위해 갖가지 묘안을 짜내 아들을 안심시키고, 위기를 넘기려고 최선을 다한다. 전쟁이 끝나 하루만 버티면 살 수 있는데, 아내를 구출하기 위해 또다시 자기 목숨까지 바쳐 위험한 모험을 감행하다 끝내는 독일 병사한테 발각되어 총살당한다. 결국, 그를 대신하여 아들이 살아남아 엄마를 찾아 나선다. 영화의 말미에 자신과 엄마를 살리기 위해 최선을 다하다 끝내 죽음을 맞이한 아버지를 아들이 그리워하고, 또한 죽은 남편을 아내가 그리워하는 가족 사랑의 장면은 눈물이 메마른 사람도 눈물을 흘릴 정도로 감동적이다. 이 얼마나 끈끈한 가족애의 현장인가? 이 얼마나 아름다운 인생인가?

암과 싸워 이기려는 까닭은 암에 걸리기 전처럼 온 가족이 도란도란 행복하게 살기 위해서이다. 바로 그렇기 때문에 지금까지 가족이 누려왔던 삶을 어떻게든 지켜내야 한다. 이런 생활에서 한 발 한 발 멀어지다 보면 다시 돌아갈 길이 너무나 막막해진다. 진정으로 다시 살기를 원한다면 내 가족의 삶부터 지켜라. 그것은 미래를 위한 준비이자, 지금 당장 암과 더불어 살아가는 데도 큰 힘이 될 것이다.

인간은 사회적 동물이다. 혼자서는 절대 살 수 없다. 너무 고립해서 살다 보면 눈은 빛을 잃고, 몸에는 생기가 없어지고, 얼굴엔 화기도 없어진다. 또한 마음은 외롭고 의지할 데 없이 무력감에 빠진다. 이러다 보면 자기도 모르게 고독감에 사로잡히게 되는데, 고독은 죽음에 이르는 병이다.

병에 걸렸을 때 가장 큰 문제는 생활 리듬이 깨진다는 것이다. 그래서 아무리 환자라도 너무 마음의 문을 닫거나 고립되어 폐쇄적으로 살지 말고, 남들처럼 평범하고 자연스럽게 살아야 한다. 항업(恒業), 즉 항상 마음을 쓸 수 있는 일정한 일이 있어야 한다.

인간은 본래 만남의 존재다. 산다는 것은 만남의 연속이다. 만남이 없는 생활은 삶이 아니다. 만남이야말로 삶의 본질이다. 만난다는 것은 서로 주고받는 것이다. 그래서 날마다 서로 말과 생각과 의사를 주고받으면서 살아가고 있는 것이다. 이 모든 것들이 인간이 사는 기본 방식인데 이것을 거슬러서는 안 된다. 어느 정도는 만날 사람도 만나면서 생활의 폭도 넓히면서 활력 있게 살아야 정신 건강에도 좋고 몸도 건강해진다.

암 환자들은 단순히 혼자서 열심히 살며 무엇을 성취하는 그런 삶도 중요하지만, 이 세상의 친구들과 연대하여 내 생명을 지켜나가는 넓은 의미의 삶도 필요하다. 즉, 우리가 살아가는 데 필요한 자양분과도 같은 인간관계에 시간과 열정을 쏟아 붓는 것 또한 중요하다.

극복전략 14

느리게, 무디게, 둥글게 여유 있는 삶을 살자

소유욕을 줄여야 한다. 내가 묻힐 한 평의 땅과 자기가 쓸 돈 정도만 있으면 그만이다. 손자 대대로 물려 줄 것까지 벌려고 하지 마라. 사람의 욕심은 끝이 없어 없으면 없는 대로 살지만, 있으면 있을수록 더 가지고 싶어 한다. 99개 가진 사람은 1개를 더해 100개를 채우려고 하기 때문에 결코 나눌 수가 없다. 없는 사람이라고 해도 오순도순 모여 서로 돕고, 콩이 하나면 반쪽을 나눌 수 있는 여유를 가져야 한다.

내 친구 중에 한 명은 학교 다닐 때 공부도 무척 잘했고, 모든 것이 제대로 잘 풀려 주변에서 존경과 명성을 얻고 사회적으로도 꽤나 성공했다. 그러나 정작 자식들은 기대하고, 원하는 대로 나가기는커녕 비뚤어지기만 해, 부모 속을 무척 썩여 몇 년간 힘들어했다. 친구는 자식에 대한 강한 집착에서 벗어나 마음을 비우고서야 안정을 되찾았다.

돈에 강한 집착을 하게 되면 몸을 돌볼 겨를도 없이 오로지 돈만 추구하다 나중에 건강을 해쳐 큰 병을 가지고 사는 경우가 많다. 어떤 사람은 끼니마다 한 움큼씩의 약을 먹으며 하루하루를 버틴다. 그저 돈에만 눈이 멀어 돈의 노예가 되고, 돈 모으는 것이 유일한 취미이자 재미로 변해, 돈이 인생의 전부인 양 살게 되는 것이다. 이렇게 사는 사람 중에는 말로가 안 좋아, 돈 좀 쓰려고 할 때쯤 이미 병이 깊어 얼마 못 사는 경우가 주변에 있기도 한다.

이러한 경우에서 보듯이 암 환자는 특히 돈에 대한 소유와 오래 살겠다는 욕심에 집착해서는 안 된다. 나를 내려놓고 욕심을 버리고 사는 순교자의 삶과 같이 편안한 마음으로, 하루를 살아도 사람답게 삶의 질을 높여 즐겁게 살도록 노력하자.

스트레스를 덜 받으려면 간소하게 살아야 한다. 몇 십 가지, 몇 백 가지의 일에서 벗어나 가능하면 몇 가지로 줄여야 한다. 많이 줄이고 줄일수록, 단순하게 살면 살수록 마음에 평온이 오고 무소유·무집착을 실현할 수 있는 것이다.

암 환자는 대체로 성질이 급하고, 성격이 날카롭고, 모난 구석이 많다. 거기다 경쟁심 또한 강하다. 그래서 이것을 좀 더 의도적으로라도 바꿔볼 필요가 있다. 경쟁심이 강하다는 것은 남한테 지기 싫어하는 성격이라고 할 수 있는데, 지기 싫어하는 데다 성질마저 급하니 모든 면에서 과속을 하게 되어 항상 위험 속에서 사는 것이다. 달리는 중에는 차창 밖의 풍경을 그냥 스쳐 지나갈 뿐 감상할 여유가 없다. 이젠 속도를 줄이고, 차창도 바라보고 여유 있게 하나하나를 느끼며 즐겨야 한다.

우리나라 사람들처럼 식사를 빨리하는 민족도 드물다고 하는데,

이제부터라도 식사 시간을 늘려 천천히 맛을 음미하고 즐겨 보도록 하자. 그리고 모나지 않게, 둥글게, 남이 옆구리를 쿡 찔러도 나중에 반응이 나올 정도로 무디게 살아야 한다. 과거가 싸워 이겨야 하는 전쟁터와 같은 삶이었다면, 앞으로의 삶은 최선을 다해 가꾸어야 할 경작지 같은 삶이 되어야만 한다.

조사한 자료에 의하면 세계에서 행복지수가 가장 높은 나라가 의외로 빈곤한 방글라데시라고 한다. 물질적으로는 우리보다도 훨씬 뒤진 나라가 개인이 느끼는 행복지수에서는 우리를 훨씬 앞서고 있다는 사실은 무엇을 뜻하는가? 속도와 양만을 추구하는 삶에서는 여

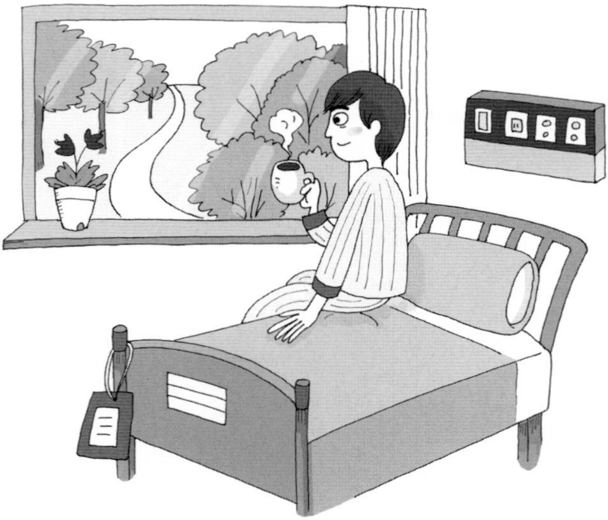

유를 느낄 겨를이 없고 또한 행복은 이상일 뿐이다. 빨리 달리는 삶에서는 주변은커녕 자기 자신을 되돌아볼 여유조차 없다. 독일의 한 대학에서 건강학을 가르치는 페터 악스트 교수는 《게으름의 즐거움에 관해》란 저서를 통해 '무리하지 않고 적당히 게을러야 오래 산다'라고 주장하였다.

이제 암 환자는 의도적으로라도 삶 속에 쉼표를 만들어놓아야 한다. 쉰다는 것은 숨을 고르는 일이며, 재충전할 시간을 버는 일이다. 지금까지 숨 고를 여유조차 없이 토끼처럼 바쁘게, 여우처럼 꾀 많게 살았다면, 이제부터라도 장수의 상징인 거북이처럼 느릿느릿 느긋하게 인생을 다시 설계하면서 제2의 인생을 살아야 한다. 그러면 정신적으로나 육체적으로 더욱 건강해질 수 있다.

극복전략 15 휴식의 여백, 취미 등 활력이 될 일을 찾아라

영하 10℃의 추운 날씨가 며칠 동안 계속되면 계량기가 동파되는 경우가 많다. 이때 동파를 방지하는 방법은 수돗물을 조금 틀어놓는 것이다. 흐르는 물은 기온이 많이 내려가도 잘 얼지 않기 때문이다. 우리의 삶도 마찬가지다. 힘든 일이 연이어서 터지게 되었을 때 이를 그냥 방치하면서 끌고 나가면 결국은 뇌졸중·고혈압·암 등으로 삶이 얼어버리는 상황이 올 수 있다. 이럴 때는 수돗물을 틀어 놓듯이 휴식이나 자기 좋아하는 일로 방향 전환을 해야만 한다.

우리 아버지는 젊어서 부도와 사기를 당하셔서 집안이 힘들 때, 텃밭을 마련하여 온종일 여기서 시간을 보내셨다. 자식들은 '아니, 이런 상황에서 어떻게 이렇게 태평하고 태연하실 수가 있을까' 너무 하신다고 원망하기도 했다. 그런데 시간이 지나고 보니, 이렇듯 좋아하는 일로 시간을 보내신 덕택에 그때 쓰러지지 않고 아흔이 넘은 지금까지 건강하게 버티고 계신 것으로 생각된다.

나도 지금은 일보다는 휴식과 내가 좋아하는 일에 더 비중을 두고 있다. 내가 방송국을 그만 둘 때 국장님께서 특별히 이렇게 충고해 주셨다.

"사업을 하다가 잘 되면 돈을 좇아, 먹는 것도 잊은 채 쫓아다닐 정도가 됩니다. 사업이 번창하면 몸을 무리해서 건강을 잃게 되고, 또 부도가 나거나 사업이 제대로 잘 안 되면 몸과 마음이 상하게 되어 건강을 잃어요. 이렇듯 사업을 하면, 잘 되나 안 되나 건강을 잃기 쉬우니 조심하세요."

이처럼 하루, 일주일, 한 달, 1년 계획이 꽉 찬 생활에 여백이라는 휴식을 갖고 틈틈이 30분이라도 돈·시간·노력을 취미나 평소 좋아하는 일에 꾸준히 투자해야 한다. 그것이 바로 물이 얼지 않게 수돗

물을 틀어놓는 것과 같은 이치로, 삶이 얼어 터지는 것을 방지할 수 있다.

암은 삶의 곳곳에 드리워진 감옥의 철창과도 같다. 그저 하루 세끼 밥 먹고, 쉬고, 조금 움직이다가 잠드는 것으로 생활의 전부를 만들어 버린다. 이런 규제에서 벗어나 탈출구를 만드는 것, 즉 삶에 활력을 얻어야 한다.

동물은 먹이를 찾아 배를 불리고 나면 쉬거나 그저 뒹굴면서 놀 뿐이다. 그러나 인간은 의식주를 위한 생존활동 외에도 풍부한 상상력을 바탕으로 다양한 창조활동을 즐긴다. 음악이나 미술, 문학, 연구, 무용, 스포츠 활동 등이 그것이다. 동물이 유희보다 생존본능에 충실하다면, 인간은 유희 때문에 그 본능을 억제하거나 오히려 유희를 더 강하게 추구하기까지 한다. 다시 말해, 인간은 유희를 통해 삶의 의미를 찾을 수 있고, 삶에 대해 좀 더 강한 열정을 불태울 수 있으며, 지루한 일상에 활력을 되찾게 된다.

그러나 바쁜 현대인에게는 유희가, 필요가 아니고 선택적인 것으로 여겨져, 유희가 가져다주는 삶의 활력이나 충족감을 잊어버리고 살 때가 많다. 병마에 시달리고 있는 암 환자들은 더더욱 그렇다.

나에게는 독서, 여행, 등산, 먹거리 투어가 유일한 탈출구이자 여가이자 유희였다. 탈출구가 많으면 많을수록 암으로 인해 억눌린 삶이 다시 피어난다.

환자들은 집안에만 웅크리지 말고 지금 당장 넓은 바다로 나가보라. 비취색과 쪽빛이 어우러져 물감을 풀은 듯 신비롭게 일렁이는 바다를 바라보는 것만으로도 꽉 막힌 마음의 배수관이 뻥 뚫린다. 이런 것들이 모여서 그것이 곧 암과 싸워 이기는 힘이 된다는 것을 잊지 말자.

극복전략 16

기본에 충실하고 정도를 걸어야 한다

이탈리아 세계적인 브랜드 휠라의 지사장으로, 월급쟁이의 신화를 이룬 연봉 24억의 주인공 윤윤수 씨, 그는 성공비결을 묻자 '정직·성실·공정'과 같은 교과서적인 덕목을 들었다. 한국 최고의 월급쟁이가 된 비결치고는 너무 평범하지 않은가. 때문에 주변에서는 진짜 비밀을 털어놓으라고 했다. 하지만 실제로 그는 그 외에는 아무것도 없었다. 그는 이렇듯 기본에 충실한 사람이었다. 여기에서 윤 사장처럼 기본에 충실하고 정도를 걷는 사람이, 오히려 편법을 쓰는 사람을 이긴다는 교훈을 얻을 수 있다.

이처럼 암을 이기는 음식 문화, 생활 방식도 기본과 정도를 걷는 자세가 중요하다. 사람의 심리란, 주변에서 구하기 쉽고 흔한 것은 약이 안 되고, 귀하고 비싸야만 약이 되는 줄 안다. 그러나 산과 밭에 널린 질경이, 민들레, 쑥 등 흔한 것들이라도 면역력을 높이는 자연식품으로 몸에 더없이 이롭다. 하지만 아무리 귀한 약이라도 농약 등 각종 첨가물이 들어가 있거나 부작용이 나타나는 것은 몸에 해가 된다.

내가 어렸을 때, 학교에서는 청결을 위해 손톱 검사를 한 달에 몇 번씩 하고 밥 먹기 전에 꼭 손을 씻게 했다. 이 같은 청결은 특히 음식에서는 기본 필수이다. 겨울철에도 이질 환자가 많다는 TV 뉴스를 접한 적이 있다. 김밥집 종업원 중에 한 사람이 이질 환자였는데 김밥을 손으로 만드는 과정에서 병을 옮겨, 여기서 배달된 음식을 먹은 수백 명의 시민이 고통에 시달렸다는 뉴스 내용이었다. 이것은 바로 이런 기본이 결여된 결과이다.

운전할 때, 자기 차선만을 달리는 사람과 이 차선과 저 차선을 곡예 하듯이 이리저리 바꾸면서 달리는 사람하고는, 단거리가 아닌 이상 목적지까지 도착해보면 불과 몇 분 차이밖에 나지 않는다. 보통 사고 차의 경우 안전거리 미확보도 있지만 이렇게 차선을 바꾸다가 사고를 내는 경우가 많다.

환자들이 의사에게 어떻게 먹으면 되느냐고 물으면 대다수 의사들은 평소에 먹던 대로 먹으라고 한다. 그러면 환자들은 너무 무책임하고 성의 없이 대답한다고 불평한다. 그렇지만, 의사 입장에서는 그 많은 좋다는 음식들을 다 먹으라고 할 수도 없고 일부 좋은 것을 지정하기도 어렵다. 만약 지정한다고 해도 사람마다 각기 체질이 다르므로, 아무리 이로운 것이라 해도 먹고 나서 탈이 날 염려가 있기 때문이다.

보통 동물들은 자기가 다니는 길로만 다닌다. 이유는 그것이 제일 안전하기 때문이다. 물론 평소 다니는 그 길에 올가미나 함정이 설치되어 잡히기도 하지만, 그래도 안 다녀본 새로운 길보다는 안전하다. 음식도 마찬가지다. 평소에 자기가 먹던 음식은 자기가 잘 알고 있으며, 그런 음식을 먹으면 몸 상태도 좋고 소화도 잘되는 것 같다. 그런데 먹지 않았던 생소하고 이상한 음식을 먹으면 소화도 잘되지 않고 속도 불편하다. 그렇다면 이런 것이 몸에 좋게 작용할 리 없다. 그래서 의사들은 평소에 먹던 대로 먹으라고 하는 것이다.

이것이 바로 기본이다. 차선을 자주 변경하다 보면 사고가 나듯이 음식도 특별한 것을 이것저것 먹다 보면 꼭 탈이 난다. 예를 들어 보신탕을 잘 안 먹어본 사람이 수술 후 남들이 몸에 좋다고 해서, 몸보신을 하겠다고 먹다 보면 꼭 탈이 나게 되어 있다. 수술 전부터 먹어본 것은 괜찮지만 안 먹어본 것은 조금씩 먹어 체질에 맞는지의 여부를 따져 단백질 보충을 해야 한다. 굳이 꼭 누가 좋다고 해서 무리하게 따라서 먹다 보면 부작용이 생긴다. 그래서 암 환자는 기본에 충실하고 정도를 걸어야 하는 것이다.

극복전략 17

병과 결혼은 소문을 내 알릴수록 좋다

병과 결혼은 주위에 알려야 빨리 해결된다는 옛말이 있듯이, 환자는 자신의 병을 밝히는 데 움츠러들어서는 안된다. 이 말처럼 환자가 자신의 병을 주위에 알리는 것, 그 자체가 당당히 서는 자신감의 표현이며, 병을 이겨낸다는 의지의 표현이다.

다음의 두 기업이 있다. 이 두 기업에 돌발적으로 위기 상황이 발생했는데, 이것을 숨기고 밝히고에 따라, 즉 어떤 해법을 선택하느냐에 따라 기업의 명암이 결정됐다.

1982년 미국에서, 한 정신병자가 존슨 앤드 존슨의 해열진통제 타이레놀 제품에 청산가리를 넣어 7명이 숨지는 사고가 일어났다. 이 회사는 신속히 이런 사실을 언론에 공표하고 범인 검거에 거금의 현상금을 내걸었다. 동시에 모든 재고를 처분하고, 이미 반출된 타이레놀을 모두 회수하는 바람에 약 1억 달러의 손실을 감수해야 했다. 이 회사는 분명 금전적으로 엄청난 손해를 입었다. 32%였던 시장 점유율도 이 사건으로 엄청난 타격을 입어서 이 사건 이후 6.5%로 급하락했다. 그러나 이 회사는 안전을 먼저 생각하고 제품에 대해 책임을 지는 기업이라는 인식을 소비자들 머릿속에 각인시켰다. 덕분에 타이레놀은 사고 발생 6개월 만에 시장 점유율을 예년 수준으로 회복했고, 지금도 미국에서 가장 많이 팔리는 해열진통제로 사랑받고 있다.

또 다른 기업의 사례는 1989년 미국 석유업체 엑슨의 경우이다. 이 회사 유조선이 알래스카 인근에서 좌초해 원유가 바다에 유출됐다. 미국 역사상 최악의 해양 오염 재해로 기록된 이 사건은, 사고 발생 후 1주일이 지나서야 일반에 공개됐다. 회사 측이 사고 발생 사실을 숨겼을 뿐만 아니라, 언론취재에 소극적으로 대하면서 사건을 은폐하는 데 급급하다는 비난을 받았다. 이로 인해 회사 이미지는 추락했고, 기업 가치는 폭락했다.

이 두 경우에서 보듯이 "숨기면 작은 것도 커지고, 밝히면 큰 것도 작아진다"는 것을 알 수 있다. 병도 이와 같다. 숨기기보다는 주변에 떳떳이 알리고 밝혀야 방법과 대안이 나오고, 정신 건강에 유익하고 치료 효과를 높일 수 있다.

극복전략 18 몸이 회복 기미를 보이면 관리에 보다 신경 써야 한다

암 환자는 작은 것에 일희일비하지 말고 감정을 잘 다스려야 한다. '감정(感情)'이란 불만하여 원망하거나 성내는 마음을 일컫는다. 이 감정 표현을 적게 하거나 되도록 표출하지 않는 민족이 일본인이고, 감정 표현을 직설적으로 잘 하는 민족 중의 하나가 한국인이다.

일본 사람은 음식점에서 음식에 머리카락이 들어 있거나, 더 비위생적인 이물질이 들어 있어도 아무 소리 없이 자리에서 일어나 값을 치르고 돌아간다. 다만 다시는 그 음식점에 발걸음을 하지 않는다고 한다. 그에 비해 한국 사람은 감정 표현이 지나칠 정도로 거칠고 그냥 넘어가지를 않는다.

일본 사람은 그 사람이 싫어도 겉으로 절대 내색하지 않는다. 한국 사람은 '좋다', '싫다' 내용을 이야기하며 싸움하다가 더 친해질 수도 있는데, 일본 사람은 그렇지 않다.

또, 일본 사람에게 무슨 부탁을 했을 때 "생각해 보겠다"고 하면, 이 말은 상대방을 배려하는 차원의 말로 '안 된다'는 부정의 표현이다. 하지만 우리나라 사람들이 "생각해 보겠다"고 하면 사정이 달라진다. 즉 '노력해 보겠다'는 긍정의 표현이다. 이렇게 한국 사람은 감정을 잘 드러내고 또한 감정의 폭도 크다.

일본 사람들의 감정 조절에 대한 것을 보여주는 좋은 예가 있다. 2차 세계대전 때, 전쟁에서 수많은 전사자가 생겼다. 각각 전사 통지서를 집으로 보내는데, 전사 소식을 단번에 보내면 가족들의 충격이 심할까 봐, 충격을 완화시키기 위해, 처음에는 실종이 되었다고 보내고, 두 번째는 아직까지는 살아 있다고 보내고, 세 번째는 생사가 확인되지 않는다고 보낸 뒤, 마지막에 가서야 사망 통지서를 보내 감정 조절할 시간을 주는 배려를 했다고 한다. 이렇게 전사 통지서를 받은 한 어머니는 통지서를 받고도 전혀 울지 않고 손수건만 꽉 쥐고 있더라는 것이다. 알고 보니 주위에 감정을 드러내지 않고 참다가, 눈물 대신 손으로 울어 손수건이 흥건히 젖어 있었다고 한다.

사람이 살다 보면 하루에도 좋은 일, 나쁜 일이 번갈아 생기게 되고, 그럴 때마다 좋은 감정, 나쁜 감정이 생기게 마련이다. 나쁜 감정을 오래 품고 있으면 건강에 좋지 않기 때문에 암 환자는 특히 이 나쁜 감정을 잘 조절해야 한다. 사람이 긴장할 때는 사고도 잘 나지 않고 아프지도 않다. 꼭 긴장이 이완될 때 사고도 나고 병도 생긴다. 그러므로 긴장이 풀렸을 때 더욱 조심해야 한다.

의사가 옆에 있고 간호사가 신경을 써주고, 주변의 환자들과 같이 호흡을 할 때, 환자는 긴장하게 된다. 그러나 이런 분위기에서 떠나 더욱이 몸까지 약간 회복되는 기미를 보이게 되면 환자는 해이해진다. 자꾸 환자 상태로부터 벗어나고 싶은 마음과 회귀본능이 겹쳐 정상인으로 착각하고, 정상인같이 옛날 생활 그대로 무질서하게 생활하려 한다. 그러다 보면 재발하거나 전이 되는 것이다. 이때가 가장 위험하다.

수술, 화학요법, 방사선요법 등에 의한 치료로 종양이 소실되고, 체력이 회복되기 시작하면 암 환자들은 시간이 지나갈수록 암에 대한 감각이 무뎌지게 된다. 처음에 느꼈던 불안하고 당황스럽던 마음이 사라지고 투병의지가 약해진다. 다시는 자신에게 암이 발생하지 않을 것이라는 생각을 가지게 된다. 이때가 가장 중요한 시기이다. 이럴 때 아주 철저하게 투병생활에 임해야 미래를 더 보장받을 수 있다. 이렇게 생존율을 높이는 것은 본인의 투병의지와 정확한 치료법에 의해 결정된다.

큰 병에 걸리고도 10년 이상 생존한 사람들의 공통적인 사실에서 눈에 띄는 대목은 처음에 세운 치료 계획을 꾸준히 실행했다는 점이다. 예를 들면, 10년이 넘게 눈이 오나 비가 오나 꾸준히 운동을 한 사람이 결국 이겨내더라는 것이다. 조금 나은 듯싶을 때, 회복의 기미가 보일 때, 보다 더 긴장하고 고삐를 바짝 잡아당겨 더욱 철저한 관리를 해야 한다.

극복전략 19 꿈과 목표를 갖고 즐겁게 살아야 한다

인생에 있어서 꿈이나 목표가 없으면 삶의 의미가 없다. 암 환자는 지나간 과거의 시간은 빨리 흘려보내고, 다가오는 미래의 계획을 알차게 세워 무엇인가를 해야 한다. '무엇을 해 봤으면' 하는 꿈이 있는 삶은 행복하다. 상대적으로 꿈이 없는 삶은 무미건조하고, 황량한 사막과 같다.

암 환자는 특히 꿈을 가져야 한다. 어떤 꿈이라도 좋다. 그래야 잡념이 생기지 않고, 정신 건강에 좋고, 희망이 생기는 것이다. 희망이 생길 때 긍정적인 자세로 적극적으로 치료에 임할 수 있어 회복이 빠르고, 암을 극복하는 데 큰 도움을 줄 수 있다. 환자에게는 고통과 괴로움이 찾아오고 즐거움이 사라지는데, 환자는 그 가운데서라도 즐거움을 찾으려고 노력해야 한다.

인간이 살아 있다는 것은 단순히 목숨이 붙어 있는 것이 아니라 건강하고 즐겁게 사는 것을 말한다. 사람이 산다는 것은 1%의 즐거움과 99%의 고생이라 해도 과언이 아닐 듯싶다. 그래도 이 1%의 즐거움을 만끽하면서 살아가는 사람이, 행복을 추구할 수 있는 사람이다. 이렇듯 환자들은 즐거움, 즉 낙을 추구해야 한다.

요사이 시내 곳곳을 지나가다 보면 개점하는 상가 점포마다 풍선을 아치 모양으로 띄우고, 예쁜 아가씨들이 마이크 잡고 열심히 상점 제품을 홍보하는 모습을 종종 볼 수가 있다. 이것은 업소 종류에 따라 홍보를 하는 이벤트성 행사이다. 암 환자도 평일 중의 하루나, 주말, 아니면 한 달, 분기마다, 반기마다, 해마다, 생일 때마다 환경과 분위기에 맞게 각기 다른 이벤트를 만들면, 그날을 기다리게 되어 사는 즐거움을 느낄 수 있지 않을까.

어떤 환자는, 암 수술 후 5년이 되면 가족들이 축하하는 뜻으로 해외여행을 보내준다고 했는데, 그 힘든 투병 끝에 5년이 지나 축하받으며 해외여행을 간다고 흥분하기도 하였다. 나도 투병 중에 건강이 허락된다면 아내와 해외여행 갈 기회를 자주 만들어 보고 싶다는 꿈을 꾸곤 했다. 환자는 이런 상상만으로도 즐겁다.

"하얀 백사장의 드넓은 해변에서 거닐어도 보고, 수상 스키도 타보고, 저녁노을에 취하기도 하고, 저녁 식사는 그 지역 특유의 명물들을 맛보고, 숙소는 해변 옆의 호텔이나 리조트로 정해 스카이라운지에서 밤하늘과 드넓은 해변을 바라보며 커피나 와인을 곁들이면서 잠시나마 세상 시름을 잊고 싶고, 새벽에는 동트는 일출을 보고, 이른 아침 남들이 없는 가운데 아내와 단둘이 손잡고 해변에 발자국을 남기고, 조가비도 줍고, 돌을 던져 물수제비도 떠보면서 싱싱한 바닷바람에 마음껏 머리카락을 휘날리며 바닷가 산책을 즐기고 싶다."

이런저런 기분 좋은 상상을 하다 보면 '어서 빨리 암을 훌훌 털어내고 상상처럼 멋진 여행을 떠나야지' 다시금 결심하게 된다. 나는 아프고 난 후에 다른 사람을 만나면 이렇게 인사한다.

"멋진 하루를 만들어 즐겁게 사세요."

극복전략 20

매사에 감사하는 마음, 용서와 사랑하는 마음을 가져라

병을 이기는 데는 물론 강한 정신력과 의지력도 필요하지만, 이보다 더 중요한 것은 용서하고, 감사하고, 사랑하는 마음, 즉 따뜻하고 부드러운 가슴을 가지는 것이다. 환자는, 자신이 가지고 있는 모든 에너지가 치료에 자유롭게 이용되기를 바란다면, 과거에 받은 상처나 남의 잘못을 용서하고 너그러워져야 한다.

남을 용서함은 자신의 건강에 커다란 보상을 가져다주는, 건강을 위한 노력이다. 용서는 믿을 수 있는 하나의 기술 같은 것인데, 그것은 우리의 생각과 인식을 바꾸고 독성을 지닌 해로운 감정을 동정심이나 사랑처럼, 병을 치유하는 실체로 변형시키기도 한다. 그래서 용서가 사고의 한 방식이 되고, 삶의 한 방식이 될 때, 우리 건강에 강력한 심리적·정신적 핵심이 되어, 용서가 가진 따뜻한 온기가 삶을 한층 더 윤택하게 하고 건강도 좋게 만들어 환자들의 수명을 늘린다고 한다. 과거의 그 어떤 일도 현재를 오염시킬 정도로 중요한 것은 없다. 모든 것을 용서하라.

매사에 감사하는 마음을 의식적으로 갖는 것 또한 치유에 큰 도움이 된다. 우리 모두는 삶에서 감사해야 할 많은 축복을 받고 있지만, 정작 대부분의 사람들은 그것을 제대로 느끼거나 보지 못한다.

우리가 누리는 모든 축복을 제대로 인식하지 못하기 때문에 감사하는 마음이 없는 것이다. 이제부터라도 늦지 않았으니 우리 모두 살아 있음에 감사하고, 살아 있다는 그 자체가 축복임을 알고, 이 아름다운 세상, 주변 사람들에게 너그러운 마음으로 사랑을 듬뿍 나눠줘야 하겠다.

건강에 해로운 온갖 종류의 병을 일으키는 정신적 습관이 바로 감사할 줄 모르는 마음이다. 특히 감사하는 마음은 질병에 걸려 팍팍한 인생의 나쁜 경험들을 다르게 변화시킨다. 감사는 마음의 눈으로 세상을 바라볼 수 있도록 해준다. 그래서 감사하는 마음을 표현하고, 의식적으로 실천하는 것이야말로 치유 과정과 치료에 힘을 실어준다고 하겠다.

우리의 가장 큰 적은 암이라는 병이 아니라 절망이다. 암에 대한 조건과 환경 자체만 본다면, 사랑하는 마음이 생기지 않게 하는 절망을 이끌어 낼 충분한 여지가 있다. 암의 여정에서는 절망의 순간들이 많이 있다. 그래도 사랑은 꽃보다 아름답다고 하지 않는가! 사랑하는 마음과 조건 없는 사랑을 베풀어야만 한다. 그 행동의 결과는 항상 희망을 느끼게 해주고, 이것은 몸과 마음과 정신에 대해 생화학적으로 살아 있는 강한 신호로 이어진다. 즉, 조건 없이 사랑하는 마음을 갖는 것은 괴로움을 가라앉히는 향유이자 암에 맞서 싸우는 하나뿐인 참된 마법의 탄환이 되어 병을 치유할 수 있는 것이다.

이같이 용서하는 마음, 감사하는 마음, 사랑하는 마음, 이 세 가지 마음은 악성종양과 싸우는 가장 강력한 백신이고 치료 효과를 높여 주는 보조제이다.

PART 5

죽음의 문턱에서 깨달은 삶의 의미와 행복

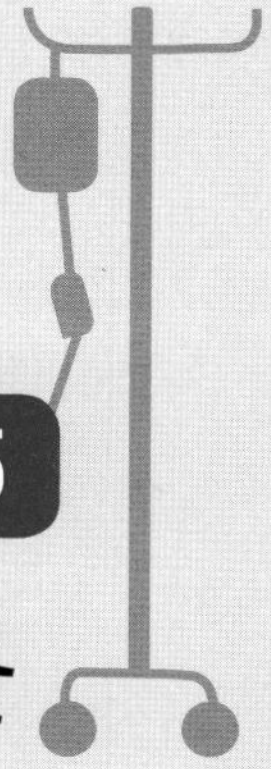

건강을 잃은 후에야 얻은, 건강에 대한 욕심과 하루의 행복

'재물과 돈 욕심은 버려야 행복이 시작된다.'

인간은 우매하여 많은 것을 잃어버린 후에야 소중한 것을 안다. 사람이 건강을 잃게 되면 그렇게 염원하던 돈과 명예, 지위도 무용지물이 되지만 단 한 번뿐인 우리의 인생까지 잃게 되어 모든 것을 다 잃게 된다. 그래서 건강은 건강할 때 지키라는 말이 있다. 건강을 잃어봐야 재물에 대한 물질적인 욕심이 얼마나 헛된 것이고, 건강이 얼마나 소중한 것인지를 깨닫게 된다.

세계 최고의 거부였던 석유왕 록펠러는 53세에 위암 판정을 받았다. 그 당시 의료수준은 지금보다 낮았으므로, 암에 걸리면 사망한다고 여겼다. 암에 걸리고 보니, 주변의 가까운 사업 파트너부터 지인, 가족까지도 모두 자신이 세상을 떠나는 걸 진심으로 서운해하지 않고, 모두 자신의 돈에만 관심이 쏠려 있는 사실에 충격을 받았다. 그래서 그는 자신의 재산 모두를 사회에 환원해 버렸다. 이렇게 욕심을 버려야 행복이 시작되는 것이다. 그 돈을 계속 움켜쥐고, 물질에 계속 집착했다면 록펠러는 아마 행복도, 암 완치도 힘들었을 것이다. 이같이 욕심을 버렸기 때문에 그는 98세의 말년까지 45년간을 행복하게 살 수 있었다.

또 어느 친구는, 과거 말단 직원이었을 때는 퇴근 후에 마시는 맥주 한 잔에서도 행복감을 느꼈지만, 임원이 되고 나서는 고급 술집에서 진귀한 안주에 비싼 술을 마셔도 그때의 행복감이 느껴지지 않는다고 푸념을 하기도 한다. 이렇듯 인생에 의미를 부여하는 것은 물질이 아니고 전적으로 개인의 마음에 달려 있다.

돈이 많고 적고는 중요하지 않다. 마음이 부유한 부자라야 진정으로 행복할 수 있다. 실제로 행복지수가 가장 높은 계층은 돈을 아주 많이 벌지도, 그렇다고 아주 못 벌지도 않는 중산층의 봉급생활자라고 한다. 재산과 생활 만족도 사이의 상관관계에서 봤을 때, 생계를 유지하는 것 자체가 힘들 정도로 가난할 때는 돈이 행복과 기쁨을 가져다준다. 하지만 일단 먹고 사는 문제가 해결되고 나면 수입이 아무리 늘어도 그로 인해 행복감이 커지지 않는다. 그러므로 너무 돈, 돈 하지 말고 건강 챙기는 것에 더 욕심을 내어보자.

우리는 보통 인생을 한 번 멋지게 살고자 하는 기대와 욕심을 가지고 산다. 청춘은 낭만적으로 보내고 싶어 하고, 중년에는 돈과 명예를 얻으려 하고, 노년에는 우아한 노후를 보내기를 갈망한다. 그러나 기대와는 다르게 어느 하나 제대로 얻어도, 얻지 못해도 우리의 삶은 엄벙덤벙 잘도 지나간다. 삶이란 그저 오늘 하루 잘 사는 것으로 충분하다. 처음부터 그 무슨 거창한 삶의 실체가 따로 있는 것이 아니다. 내일, 미래를 위해 너무 노심초사할 필요는 없다. 오늘 하루의 건강과 행복이 중요하다.

사람은 건강을 잃어버리기 전까지, 하루에 주어지는 당연한 건강과 무탈의 평안한 소중함을 깨닫지 못한다. 이 당연한 건강과 평안함이 깨지면 그제야 그것이 얼마나 소중한 선물이고 행복이었는지를 깨닫는다.

행복하려면 멀리 보지 말고 그저 오늘 하루 알차게 보내려고 노력하고, 오늘 하루를 잘 살아내려고 애쓰는 것으로 충분하다.

죽음의 문턱에서 깨달은 삶의 의미

인간은 고집스러운 동물이라서, 삶을 새롭게 바라보려면 강한 충격이 필요하다. 특히 죽음에 가까이 갔던 사람들은, 물론 느낌의 차이는 있겠지만 삶에서 귀중한 것이 무엇이며, 소중한 것이 무엇인지를 안다.

제일 먼저 오늘 내가 살아 있다는 것, 세상이 아름답다는 것, 햇살 빛나는 아침을 맞을 수 있다는 것, 그리고 가족, 친척, 친구와 내가 사랑하는 사람들, 평소에 무감각하고 관심 없었던 것들이 얼마나 값지고 소중한 것인지를 새삼스럽게 느끼게 된다.

죽음의 문턱에서 벗어났을 때, 내 삶과 이 세상 모든 존재들에 대하여 감사했다. 큰일을 겪으면서 아집과 잡념들이 눈에 띄게 줄어들었고, 앞으로 어떻게 살아야 할 것인가에 대한 나름대로의 답변이 어렴풋이 보이기 시작했다. 그것은 괴로운 암중모색이 아니라 가벼운 산책길이었다.

이제 와 돌이켜 보건대, 그 당시 고통의 과정들은 분명 나의 삶에 있어서 전화위복의 계기로 작용했다. 나는 그 시련의 과정 속에서 신과 인간과 세상에 대하여 달리 생각해보게 되었고, 무언가 추구해야 할 새로운 가치에 대하여 분명한 깨달음을 얻었다. 그리고 암으로 내게 닥친 시련들은 지나온 삶을 되돌아보게 했고, 앞으로 남은 삶을 새롭게 바라보게까지 했다. 이런 역경이 없었으면 평생을 깨우침 없이 살 뻔했다.

지금은 그 전과 비교하면 모든 면에서 신선한 변화를 하고 있다. 내 삶의 원칙들을 새롭게 정립하고 남아 있는 삶의 쓰임새에 대해서도 명상을 하는 등 좀 더 새로운 가치를 받아들이는 성숙한 삶의 자세로 임하는 계기가 되었다.

행복은 결코 멀리 있는 것이 아니다. 가까이, 자기 마음에 있는 것이다. 청각·시각장애인이었던 헬렌 켈러의 저서 중에는 《3일 동안만 볼 수 있다면》이라는 책이 있다. 이 제목에서 보듯이 그녀는 아주 소박한 소원을 가지고 있을 뿐이었다. 그런 그녀를 현재의 나와 비교해 보면서, 나는 너무나 많은 것을 소유하고 있고, 감사할 조건이 많다는 사실에 행복을 느꼈다. 비록 가진 것이 적더라도, 현재 환경조건이 열악하다 하더라도 모든 것에 감사하는 마음을 가질 때 그 순간 새로운 삶의 의미를 확인할 수 있고, 원망과 불만으로부터 자유로울 수가 있는 것이다.

어느 시각장애인에게 "다시 보게 된다면 무엇을 가장 먼저 하고 싶으냐"고 물었다. 그의 대답은 간단했다. "운전을 하고 싶다"였다. 내가 가고 싶은 곳을 마음대로 갈 수 있다는 것, 이것도 축복이다. 이렇게 신체 어떤 부분이 부자연스럽거나, 제약을 받거나, 잃었을 때에야 비로소 소중함을 알고 느낀다. 내 경우도 위·장을 절제하는 대수술을 받았다. 하지만 먹고 싸는 데 그다지 큰 지장을 받지 않고, 도리어 먹는 즐거움 속에 살고 있으니 이 얼마나 큰 축복인가 싶다.

영국의 천재 과학자 스티븐 호킹 박사는 22세 때 근육 및 신경계 난치병인 루게릭병이란 시한부 생명 선고를 받았다. 그런데도 그는 수십 년간 생을 연장하는 기적을 보여 주었다. 더욱이 천체물리학자로서 세계적인 명성을 쌓았고, 그의 저서들은 아직도 세계 각국에서 베스트셀러로 읽히고 있다. 이처럼 그는 누구나 할 수 없는 일을 해낸 정말 대단한 업적의 소유자다. 그런데 그가 이런 말을 했다고 한다.

"불치병 진단을 받기 전까지는 사는 것이 따분했으며 가치 있는 일이 없었으나 이제는 그 어느 때보다 행복하다.”

이같이 역경을 극복한 사람들은 한결같이 그 이전보다 행복하다고 얘기한다. 환자가 아닌 일반인들도 지금보다 더 행복해지려면 평소에 삶의 자세를 좀 더 가다듬을 필요가 있다. 아무리 돈과 지위, 명예가 있다 해도 주위 사람들의 손가락질을 받는다면 그것은 성공적인 인생이 아니다.

성공적인 삶을 추구하려면 다음과 같은 삶을 추구해야 한다.

‘첫째, 주위 사람들을 얼마나 많이 이해해 줄 수 있는가. 둘째, 주위 사람들에게 얼마나 따뜻한 존재가 될 수 있는가. 셋째, 이웃과 사회를 위해 얼마나 많은 일을 할 수 있는가’를 생각하는 것이다. 이것을 실천할 수 있어야 비로소 성공적인 삶을 살았다고 할 수 있고, 남은 인생을 더욱더 행복하게 살 수 있는 것이다.

큰일을 겪은 후에 얻은 행복한 삶

큰일은 지나고 나면, 모두 아련한 추억으로 남는다. 대수술과 치료 중에 겪은 힘들고 아픈 기억도 지금은 퇴색되었다. 그때의 위급했던 상황은 잘 넘어가서 지금은 별것 아닌 걸로 생각되지만, 당시는 어떤 일이 일어날지 순간순간을 긴장 속에서 살았다.

인간은 망각의 동물이다. 여자들은 애를 낳고서는 그 아픔 때문에 다시는 애를 안 낳겠다고 하다가도 어느 정도 시간이 지나면 또다시 애를 낳곤 한다. 또 군대 갔다 온 사람들이 "논산 훈련소 쪽으로는 오줌도 누지 않겠다"는 말을 하면서도 술을 한 잔 걸치고 나면 결국엔 군대 생활의 추억으로 이야기꽃을 피우곤 한다.

영국의 낭만주의를 대표하는 시인 셸리는 'Ode to the West Wind(서풍에 부치는 노래)'라는 서정시를 다음과 같이 끝맺고 있다.

'If winter comes, can spring be far behind?(겨울이 온다면, 봄도 머지않으리)'

추운 겨울, 어두운 계절이 왔다면 따스한 봄, 밝은 계절이 다가온다는 것은 천리(天理)이다. 지금은 불행하다손 치더라도, 앞으로의 길에는 밝고 희망찬 날이 오리라는 격려의 뜻으로도 이 시구가 흔히 인용되기도 한다.

'전화위복'이란 말의 뜻은 '재앙, 액운, 화난이 바뀌어 복이 됨'이다. 즉, 화가 복이 된다는 의미인데, 이같이 세상만사 조금만 자기보다 어렵고 자기보다 못한 사람들을 보고 마음을 비우면 모두가 다 행복할 수 있다. 교통사고가 났을 때도, 살아만 남았다면 액땜했다고 생각하고 마음을 비우면 되는데, 원래 상태대로 안 된 것을 원망하고 상대방을 미워하면서 한평생을 살아간다고 생각해 보라. 지옥이 따로 없다. 사람은 생각하기 나름이다. 암 환자도 심각한 쪽보다는 조금이라도 덜하다는 생각으로, 낮은 곳으로 임한다면 희망이 있고 마음도 편해져 회복과 극복에 도움이 될 것이다.

내 경우 비록 암 환자로 살아야 하지만, 그래도 일찍 발견해 현재까지 버티고 있다. 앞으로의 삶은 신과 나 자신에게 맡기기로 했다. 이것이 숙명이라면 받아들이고 운명이라면 한번 바꿔보겠다는 의지로 말이다.

왜 내가, 나한테만, 하면서 미움과 원망 속에서 살지는 않겠다. 원망과 미움이 남아 있는 가운데서는 결코 행복해질 수가 없기 때문이다. 자기보다 더 한 단계 낮게 보는 자세, 보다 몸을 낮추는 자세, 이렇게 보다 낮게 임하는 자세야말로 행복의 지름길인 것이다. 즉, 대단하고 특별할 것 없어 보여도 내가 지금 영위하는 하루가 얼마나 소중한지 그 자체로 내 삶에 감사하고 사랑할 이유가 충분하다.

나는 이런 자세의 삶을 추구해서인지 대수술과 항암치료 등 큰일로 겪은 시련과 아픈 고통을 이겨낼 수 있었다. 그것은 마치 조개가 그 아픔을 통하여 진주를 만들어 내는 것과 같았다. 암이라는 큰일을 겪은 후에 나는 전에는 느끼지 못했던 새로운 가치를 얻었고, 그 가치는 정신적인 행복으로 다가와 보상을 해 주었다.

암이 내게 가져다준 행복한 삶

위 절제로 위도 작아진 사람이 먹는 즐거움에 산다고 하면 이해하기가 힘들 것이다. 더구나 암에 걸린 후 그 이전보다 더 행복하게 지낸다고 하면 더욱 의아해할 것이다.

그러나 정말로 그렇다. 마음을 비우니, 오히려 마음이 부자가 되어서 그런지, 모든 걸 미리 당겨 해봐서 그런지, 무소유·무집착해서 그런지, 삶의 질을 높이려 노력해서 그런지, 아픈 만큼 성숙해서 그런지, 병을 얻은 후 더 많은 책을 봐 육체적인 건강은 미흡해도 정신적인 건강이 넘쳐서 그런지는 몰라도 현재의 삶에 만족한다. 또한 세상에서 말하는 성공의 척도와는 무관한 새로운 가치들을 발견했고, 생활의 변화는 카타르시스를 주었다. 그래서 그 이전에 느껴보지 못한 행복한 삶에 그저 감사할 뿐이다.

행복한 삶을 영위하는 요인 중엔 생활의 변화도 한 부분을 차지한다. 사소한 것이라도 큰일을 겪기 이전에는 아까워 실행에 못 옮긴 것이 많이 있었고, 좋은 물건이 있어도 나중에 쓰려고 모셔두었지만, 지금은 그렇지 않다. 하고 싶은 것을 아까워서 못 하는 것은 없다. 이젠 스스로 억제하려는 억눌림에서 벗어나 내가 하고 싶은 것은 가능하면 다 하고 있다. 자율적인 통제뿐만 아니라 타율적인 통제도 가능한 선에서 벗어나려고 하다 보니, 예전에 이런 것에서 받았던 스트레스의 많은 부분을 해소했다.

이것 말고도 생활에서 이전의 나쁜 모든 것들을 개선하거나 바꾸지 않으면 더 나은 발전은 없다는 자세로 오늘도 더 나은 행복을 위해 계속 정진하고 있다. 나에게 있어 비록 '암 환자 등록'이라는 불미스러운 단어가 내내 따라붙지만 이것을 전화위복이라고 자위하면서 하루하루 최선을 다하면서 살려고 한다.

'끝나는 순간까지 결코 끝난 게 아니다(It's not over until it is over)'라는 야구명언처럼 인생 역시 마지막에 가봐야 아는 것이다. 용기와 희망을 가지고 오늘 하루 살아갈 힘과 시간이 있음을 감사히 여기고, 양보다는 질이 좋은 삶을 살아갈 것이다. 이렇게 남은 시간을 값지고, 알차게 보내며 행복하게 계속 살고 싶은 것이 나의 소망이다.

사랑을 실천하는 든든한 아내 덕택에 나는 행복하다

우리 집사람의 '사랑'은 남한테까지는 못 미치지만, 가족에게는 지극하다. 지금은 부모님이 형님 내외하고 살고 계시지만 투병할 당시에는 대가족으로 함께 살았다. 아내는 팔순의 부모님 부양은 말할 것도 없고, 나의 긴 병을 정성을 다해 간호했으며, 애들 교육과 집 살림까지 파출부 없이 도맡아 했다. 또 내가 병이 난 후에는 회사 일까지 거들어주는 등 고생이 이만저만 아니었다. 그런 천사표 아내에 대한 고마움은 말로 형용할 수 없을 정도다. 그래서 그런지 자식보다 아내에게 애틋한 생각이 더 든다. 곤히 잠들어 있는 아내의 얼굴을 보노라면, 측은하고 고마운 생각에 가만히 아내 얼굴을 어루만져 본다. 아직 내가 힘 있을 때 여러 가지로 좀 더 잘해주고 싶다.

내가 아내를 만난 것은 군대에 있을 때다. 제대를 몇 달 앞둔 석사장교 시절 전화가 왔다. 아주 좋은 색시가 있으니 선을 보라고 하면서 날짜를 잡으면 어떻겠냐고 했다. 연말과 설날에 집에도 못 갔기 때문에 식구 얼굴도 볼 겸해서 그렇게 하겠다고 했다. 가벼운 마음으로 나간 청량리 한 호텔 커피숍에서 처음으로 아내를 만났다. 서로가 첫눈에 '이 사람이다'라는 명쾌한 답이 나와 전화번호 적고, 주말마다 만나면서 짧은 사랑을 키웠다. 그러다가 '이만하면 동반자로 서로를 맞이해도 후회하지 않겠구나' 하는 생각에 미치자, 누가 먼저랄 것도 없이 서로가 결혼하자고 청혼을 했다. 신부는 고등학교 선생님으로, 나는 육군 장교로 만나, 만난 지 4개월 만에 결혼에 골인하는 순간이었다.

전역이 1984년 8월인데 그해 5월 12일에, 나에겐 역사적인 결혼식을 올리게 되었다. 제대 전까지는 주말 부부로 조그만 아파트에서 신혼생활을 만끽했다. 그리고 남들같이 아들, 딸 낳고 큰일 없이 지냈다. 그런데 당시 팔순을 바라보는 부모님을 아내가 모시겠다고 흔쾌히 대답해서 1998년 큰 아파트에 다시 보금자리를 틀었다.

1년 정도 지난 1999년 6월 13일, 위암이라는 큰일이 터지고, 2000년에 들어와서는 어머니까지 약간의 치매와 우울증 증세가 나타났다. 어머니는 급기야 병원에 입원하기에 이르렀다. 그때 아내는 두 환자를 돌보느라고 몸과 마음고생이 아주 심했다. 거기에다 조그만 무역회사를 경영하는 내가 회사에 못 나가니, 아내는 그해 7월부터 회사 일까지 거들게 되었다. 당시 아내는 정말로 집을 뛰쳐나가고 싶은 심정이었다고 한다. 그도 그럴 것이, 남들은 집안 살림 하나만 가지고도 힘들다고 하는데 집안 살림하랴, 애들 뒤치다꺼리하랴, 남편과 시어머님 병수발하랴, 회사 일까지 하랴, 그야말로 병이 나려고 해도 병 날 시간도 없고, 어디 도망가려고 해도 너무 많은 것이 엉켜 있어 엄두도 못 낼 정도였다고 한다.

그래도 하늘은 무심하지 않았다. 어머니는 처음에 의사들도 포기할 정도였는데, 기적적으로 기력을 회복해 완전히 정상인으로 돌아왔다. 하지만 내가 2001년 6월 13일 위에 이어 대장에 새로운 암이 생겨 또다시 아내에게 고통을 주어 정말로 미안한 마음 금할 길이 없었다. 참 그 당시 상황에서는 한 치 앞이 내다보이지 않는 암흑 같은 터널이었다. 그래도 시간이 가니 터널 속에 빛이 보이고 그 긴 터널을 벗어나 안정을 찾았다. 그리고 이런 일로 가족의 소중함을 피부로 느껴 그동안의 작은 갈등도 해소되고, 자연스럽게 화합하는 계기가 되어 전보다 집안이 더욱 화목해졌다. 또한 이런 큰일을 겪으면서 아내의 소중함을 다시금 일깨우는 계기도 되었다.

아내는 지금까지 도시락과 간식을 싸주며 내 건강을 챙겨주고 있다. 투병 당시에도 환자인 내 음식을 따로 만들어 독상으로 차려주면서, 내 간병은 물론 시부모님까지 깍듯이 모시고, 애들 문제를 포함해 집안 대소사까지 도맡아 책임지고 있었으니, 이 모든 것이 사랑이 없었다면 어찌 가능했겠는가 싶다.

"다음 세상이 있어 다시 태어날 수만 있다면, 내가 또다시 아내로 맞아들여 이 빚을 다 갚고 싶소."

이 말밖에 다른 문구가 떠오르지 않는다. 다시 한 번 아내에게 고마움과 나의 깊은 사랑을 전하고 싶고, 이런 아내가 내 곁에 함께 있어 든든하다. 그래서 나는 결코 외롭지 않고, 정말로 행복하다고 소리쳐 외치고 싶다.

모든 것을 준비하고 기다리는 삶은 행복하다

인생을 정리하는 준비성과 죽음을 담담하게 받아들이는 여유로움을 가지고 묵묵히 기다리며 새로운 인생을 사는 삶은 행복하다. 교통사고, 심장마비, 돌연사, 뇌출혈로 인한 식물인간 등 횡사(橫死)로 인한 갑작스러운 단절보다 준비할 수 있는 시간을 갖는다는 것. 이보다 다행인 것은 없다. 사람이 죽는 모습이야 다양하지만 그래도 암으로 인한 죽음은 많은 것을 준비하면서 뒤처리를 해놓고 죽을 수 있다. 그러나 뇌경색, 치매, 심장병 같은 병은 죽기까지의 시간을 스스로 조절하지 못하고 끝나버린다.

몇 개월 남지 않은 환자와 그 가족까지도 '희망', '기적'이라는 이름 아래 미리 '죽음'을 준비하지 못 하고 갑자기 떠나는 것을 볼 때면 안타깝다. 말기암 환자 주변 가족에게는 죽음에 관계된 말이나 죽은 후, 즉 사후에 대한 얘기는 공공연히 금기 사항으로 되어 있는 분위기다. 말기 암 환자가 아닌 환자와 남은 가족들은 조금 괜찮은 듯싶으면 다 나은 것처럼 행동하고, 또 그렇게 대해주기를 서로가 바란다. 그러다 보니까, 정작 삶을 정리할 귀중한 시간을 헛되이 보내고 만다. 대미를 값있게 장식하지 못하는 것이다. 이 얼마나 어리석고 안타까운 일인가. 누군가가 나서야 하는데, 나서는 사람이 없다는 데 더 큰 문제가 있는 것이다.

또한 인간의 의지로는 될 수 없는 한계를 보며 준비하는 삶은 행복하다. '사람이 근면하면 조그만 부자, 즉 소부(小富)는 될 수 있다. 하지만 아무리 근면하고 노력해도 큰 부자, 즉 대부(大富)는 되기 어렵다. 그것은 하늘이 내리는 것이다'라는 옛말이 있듯이 대부는 의지로는 될 수 없는 한계가 있다고들 한다. 사람이 무슨 일을 하든지 노력하면 어느 정도까지는 계속 향상되지만, 그 어느 시점에 도달하면 더는 향상이 안 되는 한계점에 도달한다. 만약 그렇지 않다면, 누구나 아주 어릴 때부터 계속 반복하면 이론상으로는 엄청나게 발달하여 그 분야에서는 달인이 될 것 같은 착각 속에 빠질 수도 있는데 현실은 그렇지가 않다. 어느 단계에 도달하면 더는 발전이 없는 것이다. 데드라인인 바로 이 한계를 넘을 수 있는 것이 소질인데, 이 소질은 날 때부터 하늘에서 타고나야 한다.

이와 비슷한 한계가 생명에도 있다. 환자들이 아무리 관리를 잘하고 자기 몸에 면역세포가 방어를 잘해 생명연장을 한다고 해도 한계가 있다. 그 이상은 신의 영역으로 우리가 함부로 침범할 수가 없는 것이다. 다시 말해 인명은 재천이다. 의학분야 세미나나 각종 강연회에 가보면 의사들도 이런 경험담을 나눈다. 초기암으로 거의 완치 가능했었던 환자가 숨을 거둘 때의 안타까움과, 거의 포기 상태의 환자가 회복되어 나타났을 때의 놀라움과 기쁨에 관한 내용이다. 이같이 의사도 신이 아닌 다음에서야 한계가 있을 수밖에 없다.

자신의 인생을 정리하고 죽음을 담담하게 받아들이는 여유만 있다면 남은 시간이 1년이든 10년 혹은 그 이상이든 새로운 인생을 살 수 있다. 예전의 할머니들은 저승 갈 때 입고 갈 수의를 직접 미리 지어두곤 했다. 자신이 이 세상에서 마지막으로 입을 옷이기에 더욱 정성을 들여 한 땀 한 땀 손수 바느질했던 것이다. 그것은 어쩌면 자신의 인생을 정리하고 죽음을 담담하게 받아들이려는 여유가 있었기에 가능한 일이었는지도 모른다. 세상사를 정리하고, 해보고 싶었던 것을 다 해보면서 남은 인생을 새롭게 사는 삶은 그래서 행복한 것이다. 그러므로 멀리 보지 말고 오늘 하루를 알차고 즐겁게 살아야 한다. 여기에 식구들의 건강과 웃음이 있다면 이것 이상 더한 행복이 있을까 싶다.

에필로그

실화를 바탕으로 한 영화 록키를 보면, 15라운드 마지막 종이 울렸을 때 록키는 "내가 해냈어" 하면서 판정패에 상관없이 15회까지 버텨냈다는 성취감에 끝없이 흐느꼈고, 관중도 승자가 아닌 패자에게 박수와 환호를 보냈다. 그의 목표는 이기든 지든 상관없이 끝까지 자기 힘으로 버티어 내는 데 있었기 때문이다. 암 환자도 마찬가지다. 암투병은 외롭고 길고 긴 투쟁이므로, 암에 쉽게 포기하거나 쓰러지지 않고 암에 맞서 자신을 지키고 오랫동안 버텨야 한다.

암에 걸리면 누구나 죽음을 생각하게 된다. 나는 비석까지는 안 세웠지만 묏자리를 마련하고, 마음을 비우고, 한가할 시간 없이 일을 만들어 바쁘게 살았다. 그러다 보니 어느 정도 두려움을 극복할 수 있었다.

내가 내린 암 치료법에 대한 정답은, 왕도는 없다는 것이다. 다만 성공적으로 투병 생활을 하고 있는 환자들에게서 공통적으로 찾을 수 있는 답이 있는데, '의사만큼이나 암을 아는 환자가 되어야 한다'는 것과 '과거의 생활을 어떤 형태로든 단절하고 암을 계기로 새로운 인생을 개척한다'는 것이다.

5년 생존에 성공한 사람이나 의사에게서 시한부 선고를 받고도 멀쩡하게 회복된 사람들을 살펴보면, 현대의학에서 포기해도 스스로 살겠다는 의지를 품고 살아남으려면 무엇을 해야 하는지 스스로 판단하고 실행했다는 공통점이 있다. 스스로 생각하지 않고, 노력도 하지 않고, 그저 의사에게 맡기려고 해선 안 된다. 의사나 약의 도움을 받는 한편 환자 스스로도 노력해야 한다. 나태한 것보다는 목표를 갖고 뛰는 것이 치료에 좋다. 믿을 건 자신밖에 없다는 자세로 자신을 믿고 적극적인 자세로 꾸준히 공부하며 실천하는 것이 최선이다.

'암' 하면, 사회에서 '암적인 존재'라는 말이 자주 쓰이고, 한자에 '어두울 암(暗)'이라는 글자가 연상되는 등 괜히 어두운 분위기가 떠오른다. 그래서 암 환자는 마음과 영혼에 밝은 빛을 비추어 사물의 밝은 면을 보고, 감동할 줄도 알면서 밝게 웃고 환하게 살아야 한다. 그래야 아름다운 세상을 맞이하게 될 것이라 믿는다. 사람은 마음의 여유가 있어야 감동할 수 있다. 그저 사는 데만 정신이 팔려서 하루하루를 지내다 보면 감동이 흘러들어올 틈과 여유가 없다. 한쪽 눈을 감고 세상을 보고, 한 발 뒤로 물러서서 나 자신을 바라보게 될 때,

비로소 세상의 감동은 내게로 흘러들어와 내게 살맛 나는 세상의 또 다른 맛을 느끼게 해 준다.

환자들은 불행은 최소화하고, 행복을 극대화하며 살아야 한다. 자신이 내 인생의 감독이 되어 마음의 편집을 긍정적으로 잘해야만 남은 생을 감동하면서 즐겁게, 행복하게 살 수 있다.

병을 앓게 되면서 잃은 것도 있지만 그보다 많은 것을 얻기도 했다. 살아가는 데 쓸데없는 집착을 버리게 된 것과 사람과 사물에 대해 가지고 있었던 내 가치관이 변했다는 것이다. 특히 내 경우 암과 같이 강한 충격적인 사건이 없었다면, 아직까지도 술, 담배는 물론 불규칙적인 생활로 일관하고, 식구들한테 신경질이나 부리고, 집안에서 군림하려 들고, 가족의 소중함을 깨닫지 못했을 것이다. 또한 아마도 병이 초기나 말기 단계였다면 투병 경험과 암 연구 자료에 대한 연구가 어려워 글쓰기가 어려웠을 테고, 정신적·육체적으로 힘들어 이렇게 책을 펴내기가 수월치 않았을 것이다. 3기이면서 두 가지 암으로 인한 강도 높은 투병으로 이렇게 책을 출간하게 됨을 고맙게 생각한다.

끝으로 우리나라에는 현재 130만 명 이상의 암 환자가 투병 중이고, 매년 25만여 명의 암 환자가 새로 발생한다. 나의 힘들었던 지난날을 생각하면 마음 한편에는 아직도 고통에 떨고 있는 모든 암 환자들이 생각난다. 하루빨리 암 환자들이 암을 극복하고 칙칙한 고통의 현장인 병실에서 벗어나 빨강, 파랑, 노랑 다양한 색상의 링거처럼 아름다운 빛깔의 행복한 삶을 영위하기를 간절히 바랄 뿐이다.

보건복지부 지정 호스피스 완화의료 전문 기관

지역	의료기관	전화번호
서울	서울성모병원	(02) 2258-1901, 1907
	성바오로병원	(02) 958-2234
	고대구로병원	(02) 2626-2807
	서울특별시 동부병원	(02) 920-9379
	서울특별시 북부병원	(02) 2036-0200, 0348
	서울특별시 서북병원	(02) 3156-3025
	서울특별시 서울의료원	(02) 2276-7729, 8127
	전 · 진 · 상의원	(02) 802-9313
경기	부천성모병원	(032) 340-2530, 2435
	성빈센트병원	(031) 249-7758, 7789
	인천성모병원	(032) 280-6201, 6202
	경기도의료원 의정부병원	(031) 828-5461
	경기도의료원 파주병원	(031) 940-9338, 9342
	경기지역암센터	(031) 219-7123, 6104
	국민건강보험 일산병원	(031) 900-3342
	굿피플의원	(031) 934-5700
	모현센터의원	(031) 536-8998
	수원기독의원	(031) 254-6571
	샘물호스피스병원	(031) 329-2999, 2970
	안양샘병원	(031) 467-9259
	인천지역암센터	(032) 460-3897
강원	갈바리의원 (강릉)	(033) 644-4993, 4992
	강원지역암센터	(033) 258-9060
	춘천호스피스	(033) 263-5454
충청	대전성모병원	(042) 220-9004, 9419
	대전지역암센터	(042) 280-8540

충청	청주의료원	(043) 279-2714, 2719
	충북지역암센터	(043) 269-6910
	홍성의료원	(041) 630-6330, 6338
전라	광주기독병원	(062) 650-5450
	남원의료원	(063) 620-1233
	목포중앙병원	(061) 280-3879
	순천성가롤로병원	(061) 720-6070
	순천의료원	(061) 759-9650
	엠마오사랑병원	(063) 230-5394
	전남지역암센터	(061) 379-8710
	전북지역암센터	(063) 250-2478, 2634
	천주의성요한병원	(062) 510-3152
경상	경남지역암센터	(055) 750-9352
	계명대학교 동산병원	(053) 250-7738, 7739
	대구가톨릭대학교병원	(053) 650-3560
	대구경북지역암센터	(053) 200-2539, 2297
	대구보훈병원	(053) 630-7310, 7340
	대구의료원	(053) 560-9300, 9330
	대구파티마병원	(053) 940-7063, 7515
	부산성모병원	(051) 933-7133
	부산지역암센터	(051) 240-7866, 7453
	선린병원	(054) 245-5913, 5919
	영남대학교병원	(053) 620-4673, 3874
	울산지역암센터	(052) 230-1093
	창원파티마병원	(055) 270-1000,1650
	포항의료원	(054) 245-0271
제주	성이시돌복지의원	(064) 796-2244
	제주지역암센터	(064) 717-1486,2365

암 치료 양방 · 한방 사이트

양방

• 가천대 길병원	http://www.ghil.com
• 가톨릭대 가톨릭중앙의료원	http://www.cmc.cuk.ac.kr
• 가톨릭대 서울성모병원	http://www.cmcseoul.or.kr
• 가톨릭대 여의도성모병원	http://www.cmcsungmo.or.kr
• 가톨릭대 인천성모병원	http://www.cmcism.or.kr
• 경북대 의과대학	http://med.knu.ac.kr
• 경희대의료원	http://www.khmc.or.kr
• 고려대의료원	http://www.kumc.or.kr
• 고신대 복음병원	http://www.kosinmed.or.kr
• 동아대병원	https://www.damc.or.kr
• 삼성의료원	http://www.samsunghospital.com
• 서울대병원	http://snuh.snu.ac.kr
• 세브란스병원	http://www.severance.or.kr
• 순천향대학 구미병원	http://www.schmc.ac.kr/gumi/kor/index.do
• 순천향대학 부천병원	http://www.schmc.ac.kr/bucheon/kor/index.do
• 순천향대학 서울병원	http://www.schmc.ac.kr/seoul/kor/index.do
• 순천향대학 천안병원	http://www.schmc.ac.kr/cheonan/kor/index.do
• 영남대의료원	http://www.yumc.ac.kr
• 울산병원	http://www.ush.kr
• 인제대 백병원	http://www.pusanpaik.or.kr

한방

- 광혜원한방병원 http://www.kwanghyewon.co.kr
- 대전대혜화의료원 http://www.djumc.or.kr
- 동인당한의원 http://www.chigil75.com
- 민속한의원 http://www.minsock.com
- 보현당한의원 http://www.totalcancer.co.kr
- 인산한의원 http://insan.or.kr
- 중정한의원 http://www.drwang.co.kr
- 필한의원 http://www.healthclub.co.kr

암 치료 사이트와 암 관련 단체

한국 암 치료 인터넷 사이트

- 국립암센터 http://www.ncc.re.kr
- 서울대의대암연구소 http://cri.snu.ac.kr
- 대한항암요법연구회 http://kcsg.org

암 관련 사회 단체 및 환우회

- 대한암협회 www.kcscancer.org (02) 2263-5110
- 백혈병 소아암 한빛사랑회 (02) 361-5528
- 한국백혈병어린이재단 (02) 766-7671

- 골연부종양환자모임 cafe.daum.net/omcfamily
- 원자력병원 소아암 봉사자 모임 cafe.daum.net/kcchsun
- 음성재활교실(후두암) (02) 760-2441
- 한국백혈병소아암협회 www.soaam.or.kr
- 암사모 www.amsamo.net

가정간호 실시 병원과 간병인 단체

가정간호 실시 병원

서울	강동성심병원	(02) 2224-2435	한강성심병원	(02) 636-6937
	여의도성모병원	(02) 3779-1114	삼성서울병원	(02) 3410-2114
	서울중앙병원	(02) 2224-5373	이대목동병원	(02) 650-5114
	한양대 병원	(02) 2290-8114	강남성모병원	(02) 590-1683
	성바오로병원	(02) 958-2361	신촌세브란스	(02) 361-5114
	한국보훈병원	(02) 2225-1111		
수도권	인천성모자애	(031) 510-5500	부평안병원	(031) 524-0591
	인천중앙병원	(031) 518-0541	부천성가병원	(031) 340-2114
	아주대병원	(031) 219-5524	분당차병원	(031) 780-5000
	안양중앙병원	(031) 442-8111	의정부성모병원	(031) 820-3000
	포천의료원	(031) 535-9352		
지방	춘천성심병원	(033) 252-9970	원주기독병원	(033) 741-0114
	충남대의료원	(041) 220-7114	충남서해병원	(041) 951-8282
	동아의료원	(051) 247-6600	경북대 병원	(053) 422-1141
	계명대동산	(053) 252-5101	곽병원	(053) 252-2401
	영남대의료원	(053) 623-8001	경산동산병원	(053) 811-2101

마산삼성병원	(055) 290-6000	동마산병원	(055) 292-9911
포항성모병원	(054) 272-0151	안동성모병원	(054) 821-1101
진주한일병원	(055) 759-7777		

일반 간병인 단체(병원 내 파견)

- 간병인협회 : (02) 3452-2010
- 아비스 간병인협회 : (02) 3462-0838
- 한국간병인협회 : (02) 999-3561~6
- 성빈첸시오 간병인회 : (053) 778-8938

집 간병인 파견 전문기업

- 효플러스 : (02) 453-2921~2
- 명륜재가복지센터 : (02) 741-6583
- 사회복지법인 국민복지재단 국민행복공동체 : (02) 743-0031
- 비지팅 엔젤스 : 1544-3183
- 다모아재가노인복지센터 : (02) 541-8980
- 힐링케어간병인협회 : (02) 2634-9008
- 전국 플러스 간병인협회 : (02) 929-1888, (02) 929-1885
- 참빛사랑 : (02) 588-1003, (02) 588-1070
- 굿헬퍼114&간병센터 : (02) 544-3060

암 예방 식단(일반인) · 암 치료 식단(환자) · 위암, 대장암 환자 식단

암 예방 식단

1일	아침 : 미역국, 참치구이, 새송이버섯피망볶음, 오이소박이, 요구르트 점심 : 추어탕, 두부야채찜, 브로콜리초무침, 깍두기, 우유 저녁 : 감자애호박 된장찌개, 한우편육무침, 모듬야채쌈, 나박김치, 밀감
2일	아침 : 북어국, 연두부찜, 양상추 토마토샐러드, 총각김치, 요구르트 점심 : 메밀칼국수(애호박, 표고버섯), 삼치조림, 시금치나물, 열무김치, 두유 저녁 : 보리새우아욱국, 오리고기 구이, 부추초절이, 포기김치, 복숭아
3일	아침 : 콩나물국, 조기고비지짐, 근대나물, 포기김치, 요구르트 점심 : 솎음배추들깨된장국, 장산적, 도토리묵쑥갓무침, 오이소박이, 우유 저녁 : 순두부찌개, 뱅어포구이, 해초무침, 깍두기, 사과
4일	아침 : 느타리버섯된장국, 장조림, 청태무침, 나박김치, 요구르트 점심 : 생새우실파장국, 삼색콩샐러드, 산나물된장무침, 포기김치, 두유 저녁 : 현미들깨가루, 수제비(호박, 표고버섯), 어선, 연근조림, 오이소박이, 포도
5일	아침 : 무채콩나물국, 병어구이, 미역양파초무침, 열무김치, 요구르트 점심 : 두부된장국, 한우갈비찜, 모듬야채쌈, 깍두기, 우유 저녁 : 모듬버섯찌개, 잔새우볶음, 비름나물, 총각김치, 자두
6일	아침 : 고비나물 된장국, 소고기피망채볶음, 깻잎조림, 오이소박이, 요구르트 점심 : 산채비빔밥, 북어국, 나박김치, 수박, 두유 저녁 : 열무된장국, 꽁치 불고기, 다시마초회, 포기김치, 참외
7일	아침 : 감자국, 두부샌드, 자반김, 열무김치, 요구르트 점심 : 브로콜리된장국, 홍어도라지돌미나리무침, 당근야채볶음, 총각김치, 우유 저녁 : 북어찌개, 장똑도기, 청경채볶음, 깍두기, 토마토

암 치료 식단

1일	아침 : 무다시마국, 쇠고기브로콜리볶음, 도라지무침, 시금치나물, 포기김치 점심 : 들깨솎음배추국, 병어감자조림, 오이갑장과(절인 오이를 기름에 볶은 것), 양상추토마토샐러드(프렌치드레싱), 열무김치 저녁 : 모듬버섯찌개, 두부선(두부에 쇠고기 으깨어 부친 것), 김구이, 부추초절이, 깍두기
2일	아침 : 콩나물국, 조기구이, 연근 조림, 비름나물, 포기김치 점심 : 메밀채소 만두국, 연두부찜, 꽈리고추두름, 미역양파냉채, 깍두기 저녁 : 보리새우(건새우)아욱된장국, 장산적, 노각생채, 근대나물, 총각김치
3일	아침 : 고비나물된장국, 잔멸치볶음, 소고기표고볶음, 무생채, 오이소박이 점심 : 메밀채소만두국, 대구포조림, 다시마초회, 청경채볶음, 나박김치 저녁 : 북어탕, 두부완자당근조림, 더덕구이, 산나물된장무침, 열무김치
4일	아침 : 부추된장국, 삼치구이, 약콩우엉조림, 샐러리피망, 포기김치 점심 : 감자다시마국, 한우갈비찜, 도토리묵 무침, 모듬야채쌈, 포기김치 저녁 : 애호박풋고추된장찌개, 어(漁)산적, 숙주나물, 돌미나리무침, 총각김치
5일	아침 : 쇠고기무국, 뱅어포구이, 콩나물, 치커리무순무침, 포기김치 점심 : 머위줄기깨국탕, 도미찜, 해초무침, 오이반달초무침, 깍두기 저녁 : 브로콜리된장국, 섭산적, 양배추찜, 상추양파 파채겉절이, 나박김치
6일	아침 : 연두부탕, 참다랭이구이, 깻잎, 샐러리초절이, 포기김치 점심 : 시금치 된장국, 한우사태찜, 메밀묵 무침, 연근초절이, 열무김치 저녁 : 버섯전골, 코다리지짐, 호박잎찜, 실파청태무침, 깍두기
7일	아침 : 콩나물무채국, 장조림, 탕평채, 김구이, 포기김치 점심 : 현미수제비, 참치구이, 가지나물, 상추 오이겉절이, 포기김치 저녁 : 근대된장국, 두부선, 으깬감자, 부추부침, 총각김치

※주의사항 : 합성조미료 대신 다시마, 멸치, 건표고버섯 등 천연 조미료를 사용한다. 신선도 높은 식품을 사용하고, 채소나 과일, 생선은 제철에 나는 것으로 쓴다. 고기는 한우를 사용한다. 타거나 곰팡이가 핀 모든 음식과 가공식품은 피하도록 한다. (자료 : 송도병원 임상영양과장)

위암, 대장암 환자 식단

1일	잡곡밥	황태국	시금치나물, 고추멸치볶음, 뽕잎무침, 소고기장조림, 뱅어포구이, 물김치
2일	현미밥	감자국	숙주나물, 버섯볶음, 콩나물무침, 두부조림, 가지미구이, 파김치
3일	잡곡밥	아욱국	고구마순나물, 브로콜리볶음, 해초무침, 우엉조림, 더덕구이, 백김치
4일	검정콩밥	무다시마국	호박나물, 가지볶음, 시금치무침, 갈치조림, 김구이, 총각김치
5일	보리밥	콩나물국	고춧잎나물, 시래기볶음, 도라지초무침, 감자조림, 삼치구이, 깍두기
6일	오곡밥	미역국	오이나물, 호박볶음, 봄동무침, 곤약조림, 고등어구이, 열무김치
7일	차조밥	시래기된장국	쑥갓나물, 양배추볶음, 묵무침, 연근조림, 조기구이, 오이소박이

암 치료 쉼터 · 요양원 · 생활학교

- 헬스조선이 주관하는 암극복 생활학교 (02) 724-7689
- 남양주 에덴요양병원
  경기도 남양주시 수동면 내방리 380번지 (031) 590-7575
- 양평 황토장수촌
  경기도 양평군 서종면 명달리 323-8 (031) 773-6679
- 홍천 힐리언스 선마을 암 극복 생활학교 1588-9983
- 충주 삼봉사 쉼터
  충북 청주시 대소원면 검단리 164 (043) 853-1116
- 경주 자연의원
  경북 경주시 산내면 내일리 320번지 (054) 751-9688
- 청도 윤성 요양병원
  경북 청도군 각북면 오산리 558-2 (054) 373-7400
- 원동늘밭마을 자연생활의 집
  경남 양산시 원동면 내포리 233 (055) 381-8153
- 광양 백운쉼터
  전남 광양시 봉강면 신룡리 620번지 (061) 763-1917
- 여수 요양병원
  전남 여수시 화양면 (061) 690-0500
- 전주 민속 한의원
  전북 완주군 구이면 안덕리 104번지 (063) 222-0133

음식 & 약초 & 지압

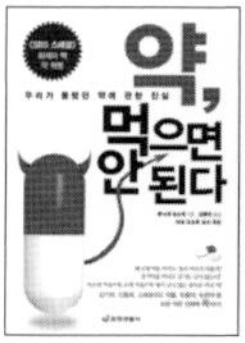

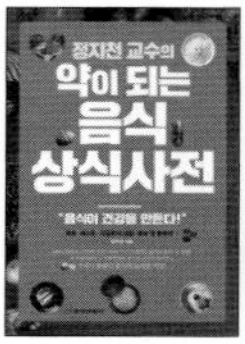

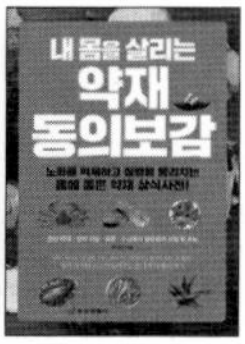

약, 먹으면 안 된다
후나세 슌스케 지음 | 강봉수 옮김

정지천 교수의 **약이 되는 음식 상식사전**
정지천 지음

내 몸을 살리는 **약재 동의보감**
정지천 지음

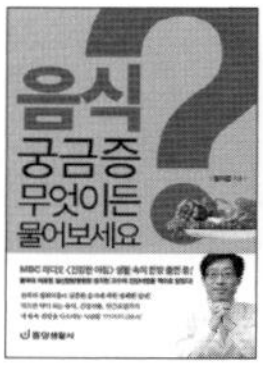

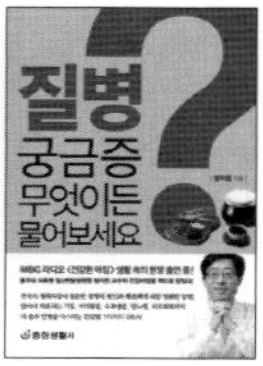

음식 궁금증 무엇이든 물어보세요
정지천 지음

MBC 〈건강한 아침〉 출연

eBook 구매 가능

질병 궁금증 무엇이든 물어보세요
정지천 지음

동국대학교 의료원 일산한방병원장 정지천 교수가 알려주는 건강비법!

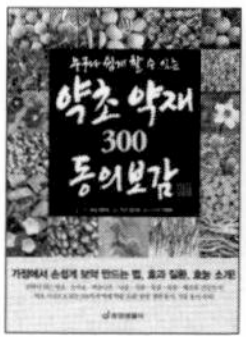

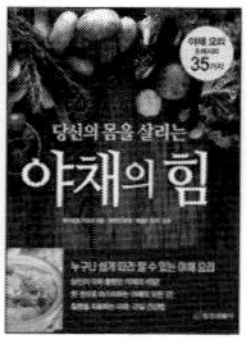

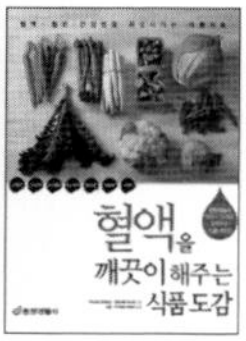

누구나 쉽게 할 수 있는 **약초 약재 300 동의보감**
엄용태 글 · 사진 | 정구영 감수 | 올컬러

당신의 몸을 살리는 **야채의 힘**
하시모토 키요코 지음 | 백성진 편역 · 요리 · 감수 | 올컬러

혈액을 깨끗이 해주는 **식품 도감**
구라사와 다다히로 외 지음 | 이준 · 타키자와 야요이 옮김

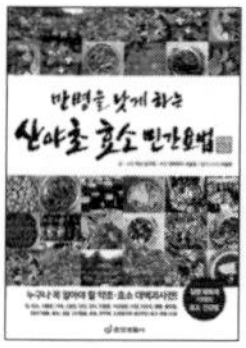

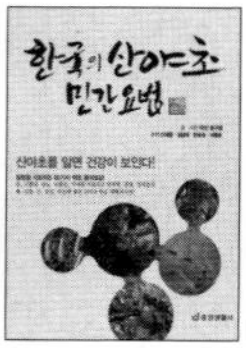

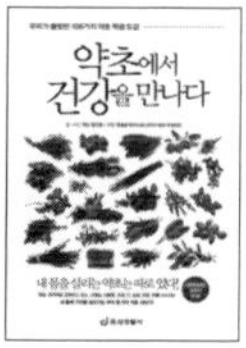

만병을 낫게 하는 **산야초 효소 민간요법**
정구영 글 · 사진 | 올컬러

한국의 산야초 민간요법
정구영 글 · 사진 | 올컬러

약초에서 건강을 만나다
정구영 글 · 사진 | 유승원 박사 추천 | 올컬러

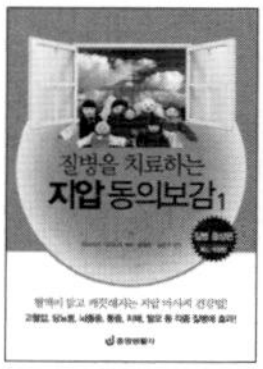

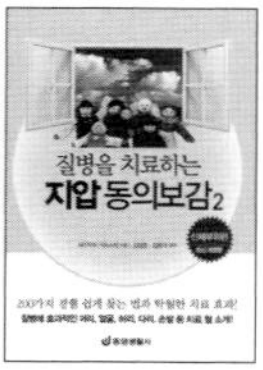

질병을 치료하는 **지압 동의보감 1, 2**
세리자와 가츠스케 지음 | 김창환 · 김용석 편역

20년 스테디셀러

그림을 보면서 누구나 쉽고 간단하게 따라할 수 있는 지압 건강서로 1권 〈질병 · 증상편〉, 2권 〈신체부위편〉으로 구성되었다.

중 앙 생 활 사 Joongang Life Publishing Co.
중앙경제평론사|중앙에듀북스 Joongang Economy Publishing Co./Joongang Edubooks Publishing Co.

중앙생활사는 건강한 생활, 행복한 삶을 일군다는 신념 아래 설립된 건강 · 실용서 전문 출판사로서
치열한 생존경쟁에 심신이 지친 현대인에게 건강과 생활의 지혜를 주는 책을 발간하고 있습니다.

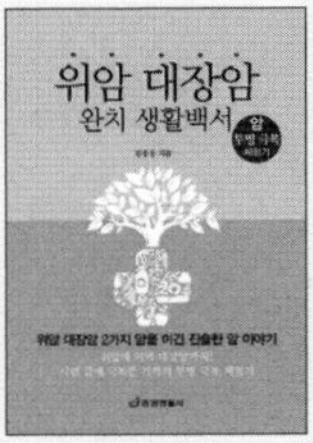

위암 대장암 완치 생활백서 〈최신 개정판〉

초판 1쇄 발행 | 2016년 3월 17일
개정초판 1쇄 인쇄 | 2019년 3월 15일
개정초판 1쇄 발행 | 2019년 3월 20일

지은이 | 김충웅(ChungWoong Kim)
펴낸이 | 최점옥(JeomOg Choi)
펴낸곳 | 중앙생활사(Joongang Life Publishing Co.)

대　표 | 김용주
편　집 | 한옥수 · 유라미
디자인 | 박근영
마케팅 | 김희석
인터넷 | 김회승

출력 | 삼신문화　종이 | 한솔PNS　인쇄 | 삼신문화　제본 | 은정제책사

잘못된 책은 구입한 서점에서 교환해드립니다.
가격은 표지 뒷면에 있습니다.

ISBN 978-89-6141-176-9(03510)

등록 | 1999년 1월 16일 제2-2730호
주소 | ㊐04590 서울시 중구 다산로20길 5(신당4동 340-128) 중앙빌딩
전화 | (02)2253-4463(代)　팩스 | (02)2253-7988
홈페이지 | www.japub.co.kr　블로그 | http://blog.naver.com/japub
페이스북 | https://www.facebook.com/japub.co.kr　이메일 | japub@naver.com
♣ 중앙생활사는 중앙경제평론사 · 중앙에듀북스와 자매회사입니다.

※ 이 도서의 국립중앙도서관 출판시도서목록(CIP)은 서지정보유통지원시스템 홈페이지(http://seoji.nl.go.kr)와
국가자료공동목록시스템(http://www.nl.go.kr/kolisnet)에서 이용하실 수 있습니다.(CIP제어번호:CIP2016003940)